AF625754

Pflege PRAXIS

Ingrid Hametner

111 Fragen zum Umgang mit Menschen mit Demenz

Diagnostik & Symptome – Kommunikation & Hilfe – Krisen & Interventionen

5., erweiterte und aktualisierte Auflage

Wichtiges Wissen kompakt aufbereitet

schlütersche

Ingrid Hametner ist Diplom-Pädagogin, Gesundheits- und Pflegefachkraft, Pflegepädagogin sowie ausgebildete Management- und Personaltrainerin. Sie ist seit vielen Jahren u. a. in der Fortbildung von Pflegefachkräften tätig.

»Egal, wie alt du bist oder wie du lebst – du bist etwas Besonderes und Einzigartiges. Weil du bist, wie du bist, hat Dein Leben eine Bedeutung.«

BARBARA DE ANGELIS

Bibliografische Information der Deutschen Nationalbibliothek
Die Deutsche Nationalbibliothek verzeichnet diese Publikation in der Deutschen Nationalbibliografie; detaillierte bibliografische Daten sind im Internet über http://dnb.de abrufbar.

ISBN 978-3-8426-0881-8 (Print)
ISBN 978-3-8426-9154-4 (PDF)
ISBN 978-3-8426-9155-1 (EPUB)

5., erweiterte und aktualisierte Auflage

Aus Gründen der besseren Lesbarkeit wurde in diesem Buch häufiger die männliche Form gewählt, nichtsdestoweniger beziehen sich Personenbezeichnungen gleichermaßen auf Angehörige des männlichen und weiblichen Geschlechts sowie auf Menschen, die sich keinem Geschlecht zugehörig fühlen.
Autorin und Verlag haben dieses Buch sorgfältig erstellt und geprüft. Für eventuelle Fehler kann dennoch keine Gewähr übernommen werden. Weder Autorin noch Verlag können für eventuelle Nachteile oder Schäden, die aus in diesem Buch vorgestellten Erfahrungen, Meinungen, Studien, Therapien, Medikamenten, Methoden und praktischen Hinweisen resultieren, eine Haftung übernehmen. Insgesamt bieten alle vorgestellten Inhalte und Anregungen keinen Ersatz für eine medizinische Beratung, Betreuung und Behandlung.

Lektorat: Claudia Flöer, Text & Konzept Flöer
Covermotiv: Dan Barbalata-123rf.com
Covergestaltung und Reihenlayout: Lichten, Hamburg
Satz: Sandra Knauer Satz · Layout · Service, Garbsen
Druck und Bindung: Salzland Druck GmbH & Co. KG, Staßfurt

Inhalt

Danksagung

Ich habe vielen Menschen zu danken, die mich immer wieder mit dem Problem der Demenz vertraut gemacht haben. Ich danke besonders all denen, die mir gezeigt haben, mit welcher Lebensfreude sie ihr Leben trotz einer demenziellen Erkrankung meistern. Auch ihren Angehörigen gilt mein Dank, die mir mit Offenheit Einblick in ihre schwierige Lebenssituation gewährt haben.

Ich bedanke mich vor allem auch bei den Teilnehmer*innen meiner Demenzseminare in Deutschland und der Schweiz, die sich mit großem Engagement mit dem Thema auseinander gesetzt haben. Sie haben mich auf die Idee gebracht, dieses Buch zu schreiben, um ihre Fragen auf einer breiteren Basis zu beantworten.

Den Einrichtungen, die mich an ihren Entwicklungsprozessen beteiligt und mir die praktische Umsetzbarkeit von Modellen gezeigt haben, gilt mein großer Dank. In dieser Auflage danke ich Stephan Herrmann, Pflegedienstleiter des Haus im Park, Bremerhaven, für seine Stellungnahme zum neuen Begutachtungsinstrument in Pflege.

Ich danke Thorsten Ohlmann für seine juristische Beratung.

Ganz herzlich möchte ich mich bei meinem Sohn Tobias für seine Anmerkungen und hilfreichen Kommentare bedanken.

Für die Erweiterung meines Buches mit dem Zusatzkapitel »Demenz und Sexualität« danke ich der Sexualtherapeutin Monika Herda für ihren fachlichen Rat, der Pflegefachfrau Erika Buschmann für die »Ist-Beschreibung« in einer stationären Einrichtung und Johannes van Dijk für seine wichtigen Hinweise zum Umgang mit Sexualität und Demenz in den Niederlanden.

An dieser Stelle darf auf keinen Fall der Dank an Claudia Flöer fehlen. Ihre weiterführenden Gespräche und ein hervorragendes Lektorat haben mich dahin geführt, wo ich heute bin. Dafür danke ich ihr ganz besonders herzlich.

Vorwort

Wir alle wissen nicht, wie wir alt werden. Welche Stadien werden wir durchlaufen, ehe der Tod uns abruft? Vielleicht ist dies überhaupt die größte Furcht, irgendwann in diesem Prozess, der das Leben zu Ende bringt, die Selbstbestimmung und Unabhängigkeit zu verlieren.

Deshalb ist kaum ein Thema mit so vielen Mutmaßungen und Befürchtungen besetzt, wie die Möglichkeit, an Demenz zu erkranken.

Ingrid Hametner antwortet auf vielfältige Fragen, die dieses Krankheitsbild aufwirft. Sie verbindet unterschiedliche Aspekte zu einem informativen Überblick. Mit einem Ausblick auf einen durchdachten Umgang mit Menschen mit einer demenziellen Erkrankung zeigt sie, dass es vielfältige Möglichkeiten gibt, dieser Krankheit zu begegnen.

Sie gibt uns durch ihre langjährige Bildungs- und Beratungstätigkeit zur Pflege und Betreuung Demenzkranker Informationen aus erster Hand.

Solche Informationen können irrationale Ängste abbauen und Hoffnung stiften im Umgang mit den eigenen Befürchtungen.

Dr. Eva Renate Schmidt,
Pfarrerin und Organisationsberaterin

Vorwort zur 5. Auflage

In Bearbeitung der vierten und fünften Auflage wurde mir deutlich, welche großen Fortschritte im Verstehen von Menschen mit Demenz gemacht worden sind. Gesellschaftlich, politisch, aber auch auf den beruflichen Ebenen ist das Thema »in aller Munde«. In diesem Zusammenhang ist es wichtig, die gesellschaftliche Herausforderung wahrzunehmen und Strukturen zu schaffen, die beim Leben mit einer demenziellen Erkrankung Hoffnung stiften. Es erscheint wichtiger denn je, dem sogenannten CARE-Gedanken – als ein zentrales Element einer am humanistischen Menschenbild orientierten Gesellschaft – zu folgen.
Dazu gehört ebenso, dass Pflegearbeit in den professionellen Bereichen endlich entsprechend ihrer Bedeutung für das Wohlergehen der pflegebedürftigen Menschen gesehen und bewertet wird.

Wie ich in meiner Beraterinnentätigkeit erlebe, ist in den letzten Jahren in den unterschiedlichen Formen der Versorgung alter Menschen die Bereitschaft gewachsen, die Lebensqualität von Menschen mit Demenz zu verbessern. Auch der neue Pflegebedürftigkeitsbegriff mit dem dazu gehörenden Begutachtungsverfahren schafft die Voraussetzungen für einen grundlegenden Systemwechsel in Richtung umfassende Gestaltung von Pflege. Dies geschieht durch eine institutionalisierte Kultur der Wertschätzung des erkrankten Menschen und der Beachtung seiner Bedürfnisse. Diese Kultur verdanken wir den Expert*innen in der Pflege.

Nach der langen Zeit der Verunsicherungen durch die Pandemie nimmt die Diskussion um die Versorgungsqualität bei einer Demenz wieder Fahrt auf und es wird deutlich, dass wir eine stetige Weiterentwicklung benötigen.

Die Pflegereform 2017 zeigt, dass mit dem neuen Pflegebegriff endlich auch die seelischen Belastungen und krankheitsbedingten Einschränkungen der Selbstständigkeit, z. B. auch im Umgang mit der Krankheit anerkannt werden, um fachlich begründete Hilfen einzufordern, die als abrechenbare Leistungen vergütet werden. Menschen mit Demenz und ihre Angehörigen brauchen die Sicherheit – mit professioneller Unterstützung – weitestgehend selbstbestimmt zu leben und in ihrem »So-Sein« anerkannt zu werden.

Die gesellschaftliche Zielsetzung muss weiterhin darin bestehen, dass Menschen mit Demenz mehr Unterstützung in ihrer schwierigen Lebenssituation und pflegende Angehörige zusätzliche Entlastung erfahren. Die Pflegereform von 2017 war ein Schritt in die richtige Richtung und mit den 2021 aktualisierten Richtlinien des GKV-Spitzenverbandes zur Feststellung der Pflegebedürftigkeit folgt man diesem Gedanken.

Es zeigt allerdings gleichzeitig, dass die Aufgabenstellungen der Pflegefachkräfte in den sich entwickelnden Versorgungsstrukturen einer Gesellschaft des längeren Lebens enorm wachsen werden. Wir alle warten gespannt darauf, ob die generalisierte Pflegeausbildung dem gerecht wird. Durch den Gesetzgeber müssen entsprechende Fortbildungs- und Weiterbildungsverordnungen im gerontopsychiatrischen Bereich geschaffen werden. Die Verstärkung der Teams durch qualifizierte Betreuungskräfte und qualifizierte Pflegehelfer*innen ist eine gute Sache, die allerdings nicht als »Ersatzmodell« für Pflegefachkräfte etabliert werden darf.

Um betroffene Menschen und ihre Angehörigen zu beraten und die multiprofessionellen Teams zu führen, brauchen die handelnden Akteure eine entsprechende Aus- und Weiterbildung. Die Strukturqualität in der institutionellen Versorgung benötigt außerdem Stellenschlüssel, die eine Wertigkeit der sorgenden Berufe verdeutlicht.

Meinen Ratgeber betrachte ich – und so wird es mir von den Leser*innen rückgemeldet – als einen Wegweiser zum Umgang mit Menschen mit Demenz, den ich jetzt in dieser Auflage um den wichtigen Themenbereich »Demenz und Sexualität« erweitern konnte.

Er enthält viele praktische Hilfen und ermuntert alle Beteiligten, Menschen mit Demenz zu vermitteln, dass sie wertgeschätzt sind und selbstverständlich auch mit einer Demenz ein gutes Leben haben können.

Ich wünsche mir, dass Sie meinen Ratgeber als Mut-mach-Buch erleben.

Bremerhaven, im Juni 2022 Ingrid Hametner

1 Was ist eine Demenz?

1. Frage: **Was ist eine Demenz?**

Demenz stammt aus dem Lateinischen und bedeutet so viel wie »ohne Geist sein«. Diese Bezeichnung ist bereits eine Stigmatisierung an sich und wird dem Krankheitsbild nicht gerecht.

Definition **Die WHO-Definition**

»Demenz ist eine erworbene globale (umfassende) Beeinträchtigung der höheren Hirnfunktion, einschließlich Gedächtnis, der Fähigkeit Alltagsprobleme zu lösen, sensomotorischer und sozialer Fertigkeiten der Sprache und Kommunikation, sowie der Kontrolle emotionaler Reaktionen, ohne Bewusstseinsstörungen. Meist ist der Verlauf progredient (fortschreitend) und nicht notwendigerweise irreversibel«.

Das Krankheitsbild einer Demenz ist, unabhängig von der Ursache, durch die Abnahme der Gedächtnisleistungen und eine deutliche Verminderung des Denkvermögens gekennzeichnet. Die Besonderheit der Demenz liegt darin, dass sich beim Betroffenen Gedächtnis und Intelligenz immer weiter verschlechtern, obwohl vorher keine Einschränkungen vorhanden waren. Die kognitiven Beeinträchtigungen werden gewöhnlich von Veränderungen der emotionalen Kontrolle, des Sozialverhaltens und der Motivation begleitet.

2. Frage: **Wodurch entsteht eine Demenz?**

Definition **Symptomkomplex**

Bei der Demenz handelt es sich nicht um eine einzelne ursächliche Erkrankung, sondern um ein klinisches Syndrom (Symptomkomplex), das bei zahlreichen Erkrankungen, die das Gehirn primär oder sekundär schädigen, auftreten kann.

Zu den primären Schädigungen des Gehirns gehören die neurodegenerativen und vaskulären Ursachen, die Nervenzellen zerstören und damit zum Funktionsverlust in unterschiedlichen Hirnregionen führen. Wir kennen die Bezeichnungen Alzheimer-Demenz, vaskuläre Demenz, gemischte Demenz und Lewy-Körperchen-Demenz.

Auch schwere neurologische Erkrankungen, wie Parkinson, Creutzfeldt-Jakob-Krankheit oder Chorea-Huntington-Krankheit, können eine Demenz hervorrufen. Wir sprechen dann etwa von der Demenz bei Morbus Parkinson.

Bei den sekundären Einflüssen liegt die Ursache für die sogenannte »symptomatische Demenz« in einer anderen Erkrankung, die ihren Ursprung nicht im Gehirn hat. Diese Form der Demenz entsteht bei schweren Stoffwechselstörungen, schweren Vitaminmangelzuständen, Herz- und hämatologischen Erkrankungen, Intoxikationen (z. B. durch Benzodiazepine oder Alkohol) und Hypoxien (Sauerstoffmangel).

Die begleitenden Symptome müssen allerdings die Definition einer Demenz nach den anerkannten Kriterien erfüllen und dürfen nicht mit Delirien (vorübergehende Verwirrtheitszustände) verwechselt werden.

Fazit Sechs-Monats-Frist

Für die Diagnose einer Demenz müssen die Symptome nach ICD 10 über mindestens sechs Monate bestanden haben und die Funktion der Sinne (Sinnesorgane und Wahrnehmung) sollte im üblichen Rahmen liegen.

3. Frage: Wie viel Vergessen ist normal?

Viele Menschen haben Angst, an einer Demenz zu leiden, weil sie im Alltag Dinge vergessen. Es ist wichtig, eine Balance zwischen unbegründeter Panikmache und der Aufmerksamkeit für erste Anzeichen einer evtl. Erkrankung zu finden. Das ist ein individueller Prozess. Ein Großvater wurde aufmerksam, als er eines Tages vergaß, sein Enkelkind vom Kindergarten abzuholen. Dabei war das seine tägliche Aufgabe und das Enkelkind bedeutete ihm natürlich viel.

4. Frage: Wie verläuft die Diagnostik?

Das diagnostische Vorgehen ist für die Psychohygiene des Patienten und den weiteren Verlauf der Erkrankung extrem wichtig. Jeder Hausarzt sollte es ernst nehmen, wenn ein Patient berichtet, dass seine geistige Leistungsfähigkeit nachlässt.

Bei der Diagnostik empfiehlt sich ein zweistufiges Vorgehen, bei dem auf der ersten Stufe das demenzielle Syndrom zu sichern und auf der zweiten Stufe die Ursache zu ermitteln ist.

Stufe 1: Diagnostik des demenziellen Syndroms: Anamnese/Fremdanamnese, psychopathologischer Befund, neuropsychologische Screeningverfahren (z. B. Mini-Mental-Status, Uhrentest, Test zur Früherkennung von Demenzen mit Depressionsabgrenzung (TFDD), Demenz-Detections-Test (DemTect) etc.)

Stufe 2: Differentialdiagnostik. Unerlässlich sind bildgebende Verfahren wie cCt oder cMRT. Bei Verdacht auf eine vaskuläre Demenz sollte eine Dopplersonografie der hirnversorgenden Gefäße durchgeführt werden, außerdem EKG und umfangreiche Labordiagnostik einschließlich TSH, Folsäure und Urinteststreifen

Fakultativ (im Bedarfsfall): Test des Urins auf Benzodiazepine, weitergehende neuropsychologische Untersuchung, EEG, Liquordiagnostik und weitere Labordiagnostik, z. B. Lues-Serologie, HbA1 etc.

Weitere bildgebende Verfahren wie Positronen-Emissions-Tomografie (PET) bzw. Einzelphotonen-Emissions-Computer-Tomografie (SPECT)

5. Frage: **Was ist eine Memory-Klinik?**

Die Hauptaufgabe einer Memory-Klinik liegt in der Diagnose von Hirnleistungsschwächen. Neben der Diagnostik und dem Befund geht es auch immer um die Evaluation der Betreuungssituation des Patienten. Die Überweisung erfolgt durch den Hausarzt, bei dem auch die weitere ärztliche Betreuung liegt.

1983 eröffnete in Großbritannien die erste Memory-Klinik, um die Ursachen von Gedächtnisstörungen bei älteren Patienten möglichst früh zu erfassen. Seither sind in verschiedenen Ländern ähnliche Institutionen ins Leben gerufen worden.

In Deutschland wurde die erste ambulante Gedächtnissprechstunde 1985 an der TU München gegründet. Inzwischen gibt es in Deutschland mehr als 200 Einrichtungen dieser Art, die jetzt »Gedächtnisambulanzen« heißen.[1]

---

[1] Der Nervenarzt 92(2):1-8, doi: 10.1007/s00115-020-01007-7

Adressen von Gedächtnissprechstunden, Gedächtnisambulanzen und Memory-Kliniken finden sich bspw. auf den Internetseiten der Hirnliga (www.hirnliga.de) oder der Deutschen Alzheimer Gesellschaft (www.deutsche-alzheimer.de).

6. Frage: **Welche Stichworte zur Diagnostik sind wichtig?**

Die Diagnose einer Demenz ist prinzipiell eine Ausschlussdiagnose. In der ICD-10 wird neben dem Fehlen von Hinweisen auf andere Krankheitsursachen die Erfüllung weiterer Kriterien verlangt. Dazu zählen neben einem demenziellen Bild auch ein schleichendes Einsetzen der Symptomatik und eine kontinuierliche Verschlechterung. Zur Diagnostik und Therapie von Demenzen haben die Fachgesellschaften DGPPN und DGN in Zusammenarbeit mit der Deutschen Alzheimer Gesellschaft die sogenannte »S3-Leitlinie Demenzen« herausgegeben, in der systematisch und differenziert Symptomatik, Diagnostik, Verlauf und Prognose der unterschiedlichen Demenzformen beschrieben werden.

Info

Ein bedeutsames Stichwort ist die Bereitschaft, erst zu differenzieren und dann zu integrieren, also bis ins Einzelne zu unterscheiden und dann erst einzugruppieren. Die unterschiedlichen Demenzformen gehen mit entsprechend unterschiedlichen Symptomen und damit Verhaltensweisen der Patient*innen, die alle demenziell erkrankt sind, einher.

Fluktuationen (Schwankungen) in der kognitiven Leistungsfähigkeit und immer wieder auftretende Bewusstseinsstörungen sind z. B. ein charakteristisches Kennzeichen der Lewy-Körperchen-Demenz, der nach der Alzheimer Demenz zweithäufigsten neurodegenerativen Demenzen.

Ein Teil der Patient*innen weist zunächst ausschließlich Symptome wie bei der Parkinsonschen Krankheit auf, z. B. Verarmung der Bewegung, Muskelsteifheit, Zittern, etc. Etwa zwei Drittel der Personen, die eine Lewy Body Demenz entwickeln, berichten über visuelle Halluzinationen meist szenischen Charakters, d. h. sie sehen Dinge oder sogar Szenen, die es offensichtlich nicht gibt. Man spricht auch von Trugwahrnehmungen, die im psychiatrischen Kontext den Sinnestäuschungen und nicht wie beim Wahn den Denkstörungen zugeordnet werden.

Diese Symptomatik bei dieser Demenzform weicht aber erst einmal von dem Bild der Patient/Innen mit der Alzheimer Demenz ab. Bei der Alzheimer Demenz werden die kognitiven Leistungseinschränkungen und progrediente (fortschreitende) Gedächtnisleistungsstörungen schon zu Beginn der Erkrankungen deutlich erkennbar.

An dieser Stelle ist die Frontotemporale Demenz (FTD) – auch unter der Bezeichnung »Pick-Krankheit« bekannt – zu erwähnen. Die Frontotemporale Demenz ist eine Krankheit, bei der der Abbau von Nervenzellen zunächst im Stirn- und Schläfenbereich des Gehirns stattfindet. Von hier aus werden u. a. Emotionen und Sozialverhalten kontrolliert. Bei fast allen erkrankten Personen fallen gerade am Anfang der Erkrankung die Veränderungen im zwischenmenschlichen Verhalten auf. Dieses sind z. B. Teilnahmslosigkeit, aber auch Aggressivität, Maßlosigkeit beim Essen und Trinken, Sprachverständnisstörungen etc. Diese Demenzform stellt in ihrer Besonderheit der Symptomatik, die sich stärker in Wesensveränderungen der Person als im Gedächtnisleistungsverlust zeigt, von Beginn an höchste Anforderungen an die Diagnostiker, begleitenden Personen und professionell Pflegenden.

Die Frontotemporale Demenz ist durch einen frühen Beginn gekennzeichnet – sodass die Personen häufig noch im Beruf sind, wenn sich die ersten Krankheitssymptome zeigen. In der erweiterten Grundsatzstellungnahme »Menschen mit Demenz« des MDS von 2019 wird auf die besonderen Anforderungen an die Diagnostik bei Menschen mit Migrationshintergrund hingewiesen.

7. Frage: Nach welchen anerkannten Kriterien wird eine Demenz diagnostiziert?

Info

Kriterienkataloge zur Diagnostik einer Demenz

ICD-10: ein Kriterienkatalog zur Einschätzung von psychiatrischen Krankheitsbildern, den die WHO 1992 entwickelte. Seit dem 1. 1. 2022 ist das ICD-11 in Kraft, aber bisher lediglich digital verfügbar.
DSM 4: Seit Mai 2013 stellt das DSM-5 die aktuell gültige und für die psychiatrische Diagnostik verbindliche Ausgabe dar.

Im ICD-10 werden folgende Kriterien zur Ermittlung einer Demenz genannt:

- Störungen des Gedächtnisses: Aufnahme und Wiedergabe neuerer Informationen, Verlust früh erlernter und vertrauter Inhalte
- Störungen des Denkvermögens: Störung der Fähigkeit, zu rationalen Urteilen zu gelangen; Verminderung des Ideenflusses, Beeinträchtigung der Informationsverarbeitung
- Störungen der emotionalen Kontrolle: Störungen des Sozialverhaltens, Störung der Motivation

Die Kriterien für ein Demenzsyndrom im DSM 4:

1. Aphasie & Sprachstörung mit hirnorganischer Ursache
2. Apraxie & Unfähigkeit, motorische Handlungen auszuführen, obwohl die Aufgabe verstanden wird und die motorische Funktion unversehrt ist. Dieses Symptom wird als Handfertigkeitsstörung bezeichnet[2]
3. Agnosie & Unvermögen, Gegenstände zu erkennen oder zu identifizieren, trotz intakter sensorischer Funktionen; auch Erkennungsstörung[3]
4. Beeinträchtigung der Exekutivfunktionen & Planen, Organisieren, Einhalten der Reihenfolge, Abstrahieren

---

2 Vgl. Höwler E (2020): Gerontopsychiatrische Pflege. Lehr- und Arbeitsbuch für die Altenpflege. Schlütersche, Hannover

3 Ebd.

In der Neufassung des DSM-5 wurde die Begrifflichkeit zur bisherigen Diagnosegruppe »Demenzen, Delirien und amnestische Störungen« durch die Begrifflichkeit »neurokognitive Störungen« ersetzt. Die Kriterien für ein Demenzsyndrom im DSM 4 werden weiterhin genutzt.

Info
Laut DSM 4 spricht man erst dann von Demenz, wenn mindestens eine der aufgezählten kognitiven Einbußen über mindestens sechs Monate vorhanden ist und andere Ursachen für die Leistungseinschränkung ausgeschlossen werden können.

8. Frage: **Kann man plötzlich an einer Demenz erkranken?**

Nein. Der Krankheitsbeginn ist schleichend. Für die klinische Diagnose einer Demenz müssen die Grundsymptome, also die deutliche Abnahme der Gedächtnisleistungen und die deutliche Verminderung der Denkleistung, mindestens sechs Monate bestanden haben.

9. Frage: **Ist Demenz gleich Alzheimer?**

Nein. Demenz ist nicht gleich Alzheimer, wird allerdings oft damit gleichgesetzt. Es gibt jedoch neben der häufigen Demenz vom Alzheimer-Typ auch andere Formen von Demenzerkrankungen.

Diese anderen Demenzen können in ihrem klinischen Erscheinungsbild zwar der Alzheimer-Demenz ähneln, sie werden aber durch andere Faktoren verursacht.

Man unterscheidet bei der Alzheimer-Demenz die präsenile und die senile Form. Bei der präsenilen Form sind die Betroffenen zum Zeitpunkt der Erkrankung unter 65 Jahre alt. Diese Form tritt verhältnismäßig selten auf, nur etwa 5 % der Erkrankungen vom Alzheimer-Typ entfallen auf diese Gruppe.

10. Frage: **Welche Demenzformen werden unterschieden?**

Zu den degenerativen Demenzformen gehören die Alzheimer-Demenz, die Lewy-Body-Demenz, die frontotemporale Demenz, die vaskulären Demenzen, das Demenzsyndrom bei Normaldruckhydrozephalus und die alkohol-assoziierten Demenzen. Die degenerativen Demenzen machen über 90 % der Demenzen aus, wobei davon etwa 60 % auf die Alzheimer-Demenz entfallen. Die restlichen knapp 10 % werden Mischformen und davon ein geringer Anteil (etwa 3 % von den 10 %) den sekundären oder symptomatischen Demenzen zugeordnet (▶ 2. Frage).

11. Frage: **Wie hoch ist die durchschnittliche Lebenserwartung bei einer Demenz?**

Für die Alzheimer-Demenzen (als größte Gruppe der Demenzen) wird in der Literatur häufig eine mittlere Krankheitsdauer von sechs bis acht Jahren nach Diagnosestellung genannt. Als Faustregel gilt, dass sich die Überlebenszeit mit jedem Jahrzehnt Unterschied im Erkrankungsalter um etwa zwei Jahre verringert. Das bedeutet, dass die Überlebenszeit bei einem präsenilen Beginn (von unter 65 Jahren) bei etwa acht bis zehn Jahren liegt und bei einem 85-jährigen Menschen bei etwa 4,6 Jahren.[4] Es gibt während der Corona-Pandemie keine abgesicherten Daten. Die Angaben schwanken zwischen 1,5–8 Jahren Lebenserwartung nach Diagnosestellung durch einen Arzt.

---

[4] Vgl. Alzheimer-Forschung.de

12. Frage: **Was ist eine Pseudodemenz?**

Definition **Pseudodemenz**

Eine Pseudodemenz ist eine Depression, die in ihrer Symptomatik verschiedene Gemeinsamkeiten mit der Demenz aufweist, aber ihren Ursprung nicht im neurologischen, sondern im psychischen Bereich hat.

Gedächtnisleistung, Denkvermögen und die Möglichkeiten, die sogenannten »activities of daily living« (Alltagsaktivitäten) zu bewältigen, können auch bei diesem Krankheitsbild deutlich eingeschränkt sein. Allerdings tritt diese Veränderung nicht schleichend, sondern eher plötzlich, evtl. sogar im Zusammenhang mit einem krisenhaften Ereignis, ein.

Da die Depression eine eigenständige und behandelbare Krankheit ist, wird ihr in der Differentialdiagnostik besondere Aufmerksamkeit gewidmet. Im Unterschied zur Demenz stellt die Depression die häufigste behandelbare Ursache kognitiver Störungen dar. *»Pflegekräfte müssen ... gut unterscheiden lernen, welche psychiatrische Erkrankung der pflegebedürftige Mensch hat. Ein Mensch mit einer Depression oder einer paranoiden Störung hat andere Bedürfnisse als eine Person mit einer Demenz.*

So individuell der Weg mit psychischen Erkrankungen ist, so unterschiedlich sind auch die Anforderungen an ... die professionell Tätigen. Ihr Eingehen auf die Lebenssituation oder auf die durch die Krankheit entstandene Problematik beeinflusst die Lebensqualität der erkrankten Person.«[5]

---

[5] Hametner I (2020): Demenz, Delir, Depression. Schlütersche, Hannover, S. 10

2 Demenzielle Veränderungen

13. Frage: Welche Veränderungen zeigen sich zu Beginn der Erkrankung?

Wir müssen an dieser Stelle kurz die im ersten Kapitel beschriebenen Inhalte bedenken. Menschen mit einer beginnenden Alzheimer-Demenz klagen über andere Störungen ihres Befindens als Personen mit einer Lewy-Körperchen-Demenz. Beide Personengruppen merken allerdings, dass sich in ihrem Organismus etwas verändert hat und geistige oder motorische Fähigkeiten verloren gegangen sind. Das verunsichert die Betroffenen sehr.

Info

Besonders Patient*innen mit einer beginnenden Alzheimer-Demenz merken, dass sie zunehmend Probleme haben, sich an gerade Gesagtes oder Getanes zu erinnern. Es treten erste Wortfindungsstörungen auf; vielleicht gibt es Schwierigkeiten, Gegenstände zu erkennen oder zu benennen. Die Orientierung an fremden Orten wird zu einer besonderen Herausforderung. Wenn die Vergesslichkeit ein Ausmaß annimmt, das den Alltag erheblich stört und ein normales Leben beeinträchtigt oder sogar unmöglich macht, wird sie zu einem Symptom.

In diesem Zusammenhang ist noch einmal die Frontotemporale Demenz zu erwähnen, wo durch die fortschreitenden Veränderungen der Persönlichkeit, einer enormen Antriebssteigerung und der Veränderung der sozialen Verhaltensweisen der betroffenen Person eine Verständigung immer schwieriger wird.

14. Frage: Welche Auswirkungen auf Verhalten und Lebensführung entstehen durch die demenziell bedingten Veränderungen?

Die Auswirkungen einer demenziellen Erkrankung beeinflussen massiv das Verhalten und die Lebensführung einer erkrankten Person.

Mit den bei einer fortschreitenden Demenz auftretenden Schwierigkeiten, die Alltagsaufgaben zu bewältigen, also das eigene Leben unabhängig von anderen zu gestalten, entsteht ein erheblicher Leidensdruck, der sich individuell unterschiedlich zeigt. Je nach den erlernten Bewältigungsstrategien (Copings) reagieren Menschen unterschiedlich. Die Angst, sich zu blamieren, führt – vereinfacht ausgedrückt – bei einigen zum Rückzug und bei anderen zur Aggression, jeweils in unterschiedlichsten Varianten.

Obwohl seelische Reaktionen immer in einen komplexen Zusammenhang gehören, lässt sich auf beginnende demenzielle Erkrankungen bezogen sagen, dass große Verzweiflung hinter den Reaktionen steckt. Die Scham, dass es Schwierigkeiten bei der unabhängigen Gestaltung des Lebens gibt, ist bei den meisten Betroffenen sehr groß. Es ist wichtig zu wissen, dass die Betroffenen besonders zu Beginn der Erkrankung alles tun, um ihre Irrtümer, Vergesslichkeiten und die daraus entstehenden Probleme zu verbergen.

Zusätzlich können Beziehungsprobleme entstehen, weil Partner, Kinder oder Freunde das Verhalten des Betroffenen nicht nachvollziehen können. Allerdings kann es auch sein, dass der Partner die Defizite kompensiert, sodass die Umgebung lange nicht mitbekommt, welche Schwierigkeiten existieren.

An einer Demenz erkrankt im Grunde nicht nur die betroffene Person, sondern die ganze Familie. Ab einem bestimmten Schweregrad der Erkrankung kann die Lebensführung nicht mehr ohne Hilfe anderer bewältigt werden.

Das Leben von Menschen mit Demenz ist aber nicht nur von Verlusten und damit verbundenen Einschränkungen geprägt. Menschen mit Demenz besitzen auch eine Vielzahl von Fähigkeiten, die sie als Person auszeichnen. Einige dieser Fähigkeiten können sogar erst mit der Demenz zu Tage treten. Solche Ressourcen sind Kraftquellen, die jedem Menschen zur Verfügung stehen, mit deren Hilfe er versucht, seine Lebenssituation zu gestalten. Für etliche Menschen ist Humor eine Ressource, da diese Fähigkeit helfen kann, über Fehler zu lachen. Auch Ärger kann zu einer Ressource werden, um bei Fehlern nicht entmutigt aufzugeben, sondern zu versuchen die Situation zu meistern.

Bei einer demenziellen Erkrankung treten die Gefühle immer stärker in den Vordergrund. Der Ausdruck der Gefühle kann eine wichtige Ressource zur Verständigung werden. Besonders, wenn diese Menschen bis zur Diagnose ihrer Erkrankung kontrolliert ihre Befindlichkeit verborgen haben, erleben die betreuenden Menschen den Ausdruck der Gefühle als Klärung. Es wird von der »Echtheit«, gesprochen, mit deren Hilfe auch persönliche Prägungen wie Pflichtgefühl, Ordnungssinn, aber auch die Freude an bestimmten Interessen, wie z. B. Singen, Tanzen etc., deutlicher zum Ausdruck kommen können. Liebevoll beschrieben von dem Schriftsteller Arno Geiger in der berührenden Geschichte seines Vaters »Der alte König in seinem Exil« (2011) (vgl. ▶ Kap. 10).

15. Frage: **Ab wann sollte die betroffene Person eine diagnostische Abklärung anstreben?**

Es ist sehr wichtig, so früh wie möglich eine Diagnose anzustreben. Dabei ist es erst einmal wichtig, überhaupt abzuklären, ob es sich bei den auftretenden Gedächtnisleistungsstörungen um eine Demenz handelt. Der Arzt hat zu prüfen, welche Form einer Demenz vorliegt, um auszuschließen, dass die verminderte Denk- und Erinnerungsleistung durch eine behandelbare Krankheit oder Störung hervorgerufen wird. Ebenso muss ausgeschlossen werden, dass es sich um eine Depression handelt, die ebenfalls behandelbar ist.

Wichtig **Frühzeitige Diagnose**

Auch die Diagnose einer nicht behandelbaren Demenz muss so früh und so genau wie möglich erfolgen. Nur so kann ein richtiger Behandlungsplan erstellt werden, können Begleiterkrankungen erkannt, behandelt und gegebenenfalls vorbeugende Maßnahmen ergriffen werden. Die Frühdiagnose der Alzheimer-Demenz ist z. B. deshalb wichtig, weil die bislang verfügbaren Medikamente zu Beginn der Erkrankung am besten wirken.

Einzelne Symptome wie Unruhe, Fehlwahrnehmungen, Schlafstörungen und Aggressivität können oft durch entsprechende Behandlung gelindert werden. Dies führt zu einer wesentlichen Verbesserung der Lebensqualität. Durch verschiedene Publikationen, aber auch Vorträge, wie z. B. durch den Vortrag von Prof. Dr. Dr. Bayreuther auf dem Dementia Fair Congress in Bremen 2007 (noch immer aktuell) wissen wir um die Möglichkeiten, die Fortentwicklung einer Alzheimer-Demenz mit entsprechenden Medikamenten und Therapien hinauszuzögern. Die Wissenschaft sucht außerdem nach Möglichkeiten, um mit Biomarkern zur Früherkennung der Alzheimer-Demenz beizutragen. Dabei geht es darum, vor dem Auftreten der ersten Symptome Diagnosen stellen zu können.[6]

---

[6] Vgl. Früherkennung der Alzheimer-Krankheit mit Biomarkern. https://www.thieme-connect.com/products/ejournals/pdf/10.1055/a-0949-1367.pdf

Immer wieder tauchen Fragen zur Prävention der Erkrankung auf. Zur Alzheimer Demenz werden inzwischen sieben bevölkerungsbezogene Risiken genannt, die laut Barnes und Yaffe[7] das Risiko einer Erkrankung erhöhen. Unbestritten gilt die submaximale körperliche Aktivität als eine präventive Maßnahme.[8]

Aus rein medizinischer Sicht haben wir trotz intensiver Forschung keine wesentlichen Meilensteine erreicht (...) Einzig die Symptome können teilweise medikamentös behandelt werden. Wichtiger ist aber, die Behandlung ganzheitlich zu betrachten, das heißt auch auf gesellschaftlicher, sozialpolitischer, menschlicher und sogar spiritueller Ebene.

Eine nicht erkannte Demenz bedeutet unter Umständen aufgrund von häufigen Missverständnissen eine schwere Belastung der zwischenmenschlichen Beziehungen des Betroffenen, vor allem in der Partnerbeziehung, die sich durch frühzeitige Diagnostik verhindern ließe.

16. Frage: **Was bedeutet die Diagnose Demenz?**

Eine frühe Diagnose erlaubt allen Beteiligten, sich auf die Diagnose einzustellen und sich damit auseinandersetzen zu können.

Auf jeden Fall stellt die Diagnose Demenz für die Person und alle ihr nahe stehenden Menschen eine große Anforderung dar. Viele Menschen haben große Angst vor dieser Diagnose. Die Angst vor einer Demenz wächst laut Umfrage mit steigendem Alter. Deshalb ist sie auch bei den über 60-Jährigen inzwischen größer als die Angst vor Krebs oder einem Schlaganfall.[9]

[7] Vgl. Gutzmann H (2011): Lancet Neurology 2011
[8] Vgl. Klinikarzt 2013;42, S. 9
[9] Vgl. DAK-Umfrage in Pro Alter 01/2014

Die Diagnose kann den Betroffenen und/oder die Angehörigen in eine schwere Krise stürzen. Die Konfrontation mit einer fortschreitenden, nicht heilbaren Erkrankung beinhaltet immer ein Abschiednehmen von Zukunftsvorstellungen, die mit Gesundheit und Wohlergehen verbunden sind. Oftmals schließt die Konfrontation mit der Diagnose auch eine Auseinandersetzung mit dem Tod ein. Angehörige benötigen ebenfalls professionelle Hilfe und es ist für sie wichtig, sich diesen Hilfebedarf einzugestehen.

Info

Die Besonderheit einer Demenzerkrankung liegt allerdings in der Symptomatik. Zu Beginn ist es für die Betroffenen oft kaum auszuhalten, ihre Defizite im kognitiven Bereich schmerzhaft erkennen zu müssen. Sie leiden darunter, dass ihnen immer mehr Fähigkeiten zur unabhängigen Lebensgestaltung verloren gehen. Die Diagnose kann die betroffene Person entlasten, da die krankheitsbedingten Symptome nicht mehr als Fehlverhalten wahrgenommen werden, das die Person selbst oder die Umgebung meist nicht toleriert.

Die Diagnose lässt im günstigen Fall der erkrankten Person und den Angehörigen die Möglichkeit, die Zukunft bewusst zu planen, Hilfe und Entlastungen zu organisieren und, wenn der Zeitpunkt früh genug ist, lange gehegte Wünsche umzusetzen oder Dinge zu regeln (▸ Kap. 6).

Mit der Zeit, wenn der Patient vergisst, dass er vergisst, entsteht für ihn eine gewisse Entlastung, aber für die Angehörigen wird der 36-Stunden-Tag[10] die Norm. Die psychische und körperliche Gesundheit der pflegenden Angehörigen von Demenzerkrankten ist häufig beeinträchtigt (vgl. S3-Leitlinie Demenzen). Sie arbeiten bis an die Grenze ihrer Belastbarkeit und bedürfen einer besonderen Aufmerksamkeit. Bei Inanspruchnahme von professioneller Hilfe leiden sie nicht selten unter Schuldgefühlen. Sie plagen sich damit, dass

---

[10] Vgl. Mace N, Rabins P (2012): Der 36-Stunden-Tag. Die Pflege des verwirrten älteren Menschen, speziell des Alzheimer-Kranken. Huber, Bern.

sie die Pflege und Betreuung ihres Angehörigen nicht allein leisten können. Besonders beim Einzug der erkrankten Person in eine stationäre Einrichtung nehmen die Schuldgefühle häufig noch zu. Ein lesenswerter Erfahrungsbericht einer Ehefrau zum Einzug ihres Ehemannes in eine Spezialeinrichtung unter dem Titel: »Und jetzt habe ich meinen Mann abgegeben« ist in dem Buch »Demenz braucht Kompetenz und noch vieles mehr«[11] veröffentlicht worden. Dieser Beitrag schildert eindrucksvoll, welchen Herausforderungen sich Angehörige im Zusammenhang mit der Erkrankung stellen müssen.

Besonders die Pflegereform von 2017 hat den Anspruch von pflegebedürftigen Menschen und ihren Angehörigen auf Beratung in allen Fragen rund um Pflege und Betreuung verwirklicht. Die Pflegekassen sind jetzt dazu verpflichtet, für ihre pflegebedürftigen Versicherten Pflegeberatung (Fallberatung) anzubieten.

Mit dem Pflege-Neuausrichtungsgesetz, das zum 1. Januar 2013 in Kraft trat, war schon eine neue Ausrichtung in die Versorgungssituation von Menschen mit Demenz gebracht worden, Pflegebedürftige mit einer Demenzerkrankung konnten auch dann Pflegegeld und -sachleistungen erhalten, die noch keine Pflegestufe hatten, aber trotzdem Betreuung benötigen.

Seit dem 1. 1. 2016 gibt es sogenannte zusätzliche Entlastungsleistungen, die zu den Sachleistungen beantragt werden können (▶ 21. Frage).

17. Frage: **Welchen besonderen Belastungen sind Angehörige ausgesetzt?**

Wir sprechen von drei großen Belastungsbereichen:
1. physische,
2. psychische und
3. soziale Belastungen.

---

[11] Vgl. Haus im Park (2010): Demenz braucht Kompetenz und noch vieles mehr. Ein Blick hinter die Kulissen. Wirtschaftsverlag NW, Bremen

Im **physischen Bereich** stellt die Rund-um-die-Uhr-Versorgung bei fortgeschrittenen Demenzen eine besondere körperliche Belastung dar. Gerade dann, wenn auch die Nachtruhe nicht mehr gewährleistet ist, kommt es zu schweren körperlichen Erschöpfungszuständen, die mit Müdigkeit, Appetitlosigkeit und anderen schweren Störungen einhergehen. Diese Bedrohung der eigenen Gesundheit wird häufig als sehr belastend wahrgenommen. Die pflegerische Versorgung der zu pflegenden Person kann auch körperlich überfordern, da fachliche Kenntnisse, z. B. zum Transfer, beim An-/Auskleiden oder zur Unterstützung des Toilettengangs, fehlen und die eigenen Kräfte nicht ausreichen.

Psychisch führt eine demenzielle Erkrankung häufig zu Ängsten, etwa vor der Zukunft; Angst, den Aufgaben nicht mehr gewachsen zu sein, die geliebte Person anderen Menschen anzuvertrauen etc.

Die **soziale Situation** verändert sich enorm, da die bisher gewohnten Rollen aufgegeben werden müssen, was immer einen Verlust beinhaltet. Mit dem Verlust geht Trauer einher, vielleicht Schuldgefühle bis hin zu Wut, Ohnmacht und Hilflosigkeit.

Materiell führt jede Erkrankung zu Belastungen. Bei einer demenziellen Erkrankung verliert die erkrankte Person ihre Arbeitsfähigkeit, evtl. muss die Berufstätigkeit der Angehörigen zusätzlich eingeschränkt oder sogar aufgegeben werden. So entstehen wiederum psychische Auswirkungen wie Existenzängste etc. Es entstehen Ausgaben für professionelle Hilfen, vielleicht sogar Streit mit der Pflegekasse wegen einer Kostenübernahme etc.

18. Frage: Ab wann sind Pflegefachkräfte in die Veränderungen involviert?

Der Hausarzt hat eine entscheidende Funktion als Koordinator im Netzwerk zur Versorgung von Menschen mit Demenz. Er wird in der Regel die Verdachtsdiagnose stellen und den Patienten zur Abklärung in eine Memory-Klinik oder eine andere Spezialeinrichtung schicken und die weitere medizinische Versorgung übernehmen. Parallel zur hausärztlichen Versorgung ist inzwischen in den Kommunen ein Netzwerk von Betreuungs- und Pflegeangeboten entstanden, durch die der Patient und die dazugehörigen Personen fachlich qualifizierte Beratung und Hilfe bekommen können. Die Angehörigen können zusätzlich über entsprechende Informationsveranstaltungen, Gesprächskreise und Selbsthilfegruppen Entlastung erfahren.

Bei den Angeboten zur professionellen Versorgung im ambulanten, teilstationären und stationären Rahmen sieht der Gesetzgeber Pflegefachkräfte in den vorbehaltlichen Aufgabenfeldern vor, sodass sie frühzeitig eine pflegerische Grundeinschätzung vornehmen können. Die Pflegefachkraft richtet dabei ein besonderes Interesse auf die Person, ihre Ressourcen, aber auch auf die krankheitsbedingten Einschränkungen der Selbstständigkeit. Zusätzlich muss sie mithilfe einer Risikomatrix die individuelle Einschätzung der gesundheitlichen Gefahren und Gefährdungen der Person erkennen, um die zu pflegende Person oder ihre Angehörigen zu den Unterstützungsleistungen beraten zu können. Mit dem 3. Pflegestärkungsgesetz (PSG III) bekommt die Pflegeberatung den Stellenwert, den sie braucht.

Pflege wird dann notwendig, wenn die Selbstständigkeit einer Person durch gesundheitliche Gründe so eingeschränkt ist, dass sie ohne fremde Hilfe nicht mehr kompensiert werden kann.

Im Zuge der Pflegereform 2016/2017 wurden die bisherigen Pflegestufen durch fünf neue Pflegegrade ersetzt. Die Feststellung der Pflegebedürftigkeit erfolgt mit einem Begutachtungsinstrument durch Gutachter des MD (Medizinischer Dienst) oder bei privat versicherten Personen durch Gutachter spezieller Dienste. Wie selbstständig eine Person noch ist, ermitteln die Gutachter nach einem Punktesystem, mithilfe dessen dann der Pflegegrad zwischen 1 bis 5 eingestuft wird.

- Pflegegrad 1 bedeutet eine geringe Beeinträchtigung der Selbstständigkeit (12.5–26 Punkte)
- Pflegegrad 2 bedeutet eine erhebliche Beeinträchtigung der Selbstständigkeit (27–47 Punkte)
- Pflegegrad 3 bedeutet eine schwere Beeinträchtigung der Selbstständigkeit (47.5–69.5 Punkte)
- Pflegegrad 4 bedeutet schwerste Beeinträchtigungen der Selbstständigkeit (70–89.5 Punkte)
- Pflegegrad 5 bedeutet schwerste Beeinträchtigungen der Selbstständigkeit oder der Fähigkeiten der pflegerischen Versorgung) (90–100 Pkt.)

Der Fokus des pflegerischen Erkenntnisinteresses liegt – nach dem jetzt abrechnungsrelevanten Modell – auf der Selbstständigkeit der Person.

Durch eine demenzielle Erkrankung mit ihren spezifischen Einschränkungen der kognitiven Leistungsfähigkeit wird die Selbstständigkeit der Person gefährdet. Das heißt aber nicht, dass diese Person willenlos oder hilflos ist. Wenn wir an die Phasen einer Demenz nach Cora van der Kooij (▶ 30. Frage) denken, leidet die erkrankte Person gerade dann, wenn sich die ersten Symptome einer Demenz zeigen an massiven Ängsten die Selbstständigkeit zu verlieren. Obwohl eventuell schon schwere Einschränkungen der Selbstständigkeit vorhanden sind, wird diese Person versuchen, die Probleme zu leugnen und zu verbergen. Alle beteiligten Akteure müssen sich darüber im Klaren sein, welche Gradwanderung die erkrankte Person durchmacht. Sie befindet sich auf dem schmalen Grad zwischen selbstständigen Handeln und Hilflosigkeit. Die Hilflosigkeit wird im juristischen Sinn zur Schuldunfähigkeit genutzt (▶ Kap. 6).

Die krankheitsbedingten Einschränkungen der Selbstständigkeit nehmen bei allen Demenzformen mit ihren fortschreitenden Verläufen zu, so dass sie ohne fremde Hilfe nicht mehr kompensiert werden können.

Je nach Ausmaß der Erkrankung wird der Patient eine qualifizierte ambulante, teilstationäre oder stationäre Versorgung benötigen, die in SGB XI und SGB V geregelt wird. Die vom Gesetzgeber mit den Pflegereformen von 2008 und 2013 als besondere Hilfen für demenzkranke Versicherte mit eingeschränkten Alltagkompetenzen (ohne Pflegestufe) eingeführten Leistungen werden durch neue Leistungen, die durch den veränderten Pflegebegriff ermöglicht werden und durch die jedem pflegebedürftigem Erwachsenen zustehenden Entlastungsleistungen ersetzt.[12]

19. Frage: **Was ist Pflegebedürftigkeit?**

Definition **Pflegebedürftig**

Als pflegebedürftig im Sinne des SGB XI gelten Personen, die gesundheitliche Beeinträchtigungen der Selbstständigkeit aufweisen und deswegen der Hilfe durch andere Personen bedürfen. Es muss sich um Personen handeln, die körperliche, psychische oder kognitive Beeinträchtigungen oder gesundheitlich bedingte Belastungen oder Anforderungen nicht selbstständig kompensieren oder bewältigen können. Die Pflegebedürftigkeit muss auf Dauer, voraussichtlich für 6 Monate und mit mindestens der im SGB XI festgelegten Schwere bestehen.

Diese Änderungen sollen im Rahmen des Pflegestärkungsgesetzes (PSG II) vor allem demenzkranken Menschen die gleichen Pflegeleistungen zusichern, wie pflegebedürftigen Menschen mit einer körperlichen Ursache ihrer Pflegebedürftigkeit.

---

12 Vgl. Hecker T et al. (2016): Praxisratgeber: die strukturierte Informationssammlung (SIS®): richtig fragen – kompetent dokumentieren. Schlütersche, Hannover

20. Frage: Nach welchen Kriterien wird die Pflegebedürftigkeit beurteilt?

Im Mittelpunkt der Beurteilung steht die Selbstständigkeit eines erwachsenen Menschen in sechs Lebensbereichen:

1. Mobilität
2. Kognitive und Kommunikative Fähigkeiten
3. Verhaltensweisen und Psychische Problemlagen
4. Selbstversorgung
5. Bewältigung von und selbstständiger Umgang mit krankheits- oder therapiebedingten Anforderungen und Belastungen
6. Gestaltung des Alltagslebens und sozialer Kontakte

Mobilität heißt in diesem Fall: Positionswechsel im Bett, Halten einer stabilen Sitzposition, Umsetzen, Fortbewegen innerhalb des Lebens- bzw. Wohnbereiches, Treppensteigen etc. Zu beurteilen sind hier lediglich Aspekte wie Körperkraft, Balance, Bewegungskoordination etc. An dieser Stelle werden kognitive Beeinträchtigungen in Bezug auf Planung, Steuerung und Durchführung motorischer Handlungen nicht einbezogen.

Kognitive und Kommunikative Fähigkeiten heißt in diesem Fall: Erkennen von Personen aus dem näheren Umfeld, örtliche Orientierung, zeitliche Orientierung, Erinnern an wesentliche Ereignisse oder Beobachtungen, Steuern von Alltagshandlungen, möglichst umfassend, Treffen von Entscheidungen im Alltag, Verstehen von Sachverhalten und Informationen, Erkennen von Risiken und Gefahren, Fähigkeiten zur Mitteilung von elementaren Bedürfnissen, Verstehen von Aufforderungen, Beteiligen am Gespräch etc.

Info

Im Gegensatz zur rein funktionalen Betrachtung der Mobilität werden an dieser Stelle die geistigen Funktionen zur Begutachtung herangezogen. Es geht um das Erkennen, Entscheiden und Steuern der Funktionen.

Verhaltensweisen und psychische Problemlagen heißt in diesem Fall: Nächtliche Unruhe, motorische Unruhe, die belastend erscheint und nicht selten mit dem Verlassen des gewohnten Wohnumfeldes verbunden ist, selbstschädigendes Verhalten, Autoaggression, aggressives Verhalten gegenüber anderen Personen, verbale Aggression, Vokale Auffälligkeiten (schreien, rufen, lautes stöhnen, Wiederholungen von Lauten, auffälliges Lachen etc.), Ängste, die sich zu Panik steigern können, Wahnvorstellungen, Halluzinationen, Enthemmtes Verhalten, z. B. Entkleiden in der Öffentlichkeit, distanzloses Verhalten, z. B. fremden Menschen ganz persönliche Details ohne deren Einwilligung mitteilen, sexuelle Übergriffigkeit, aber auch die Abwehr pflegerischer Unterstützung bzw. Abwehr von Zuwendung, Unfähigkeit zur Kontaktaufnahme, Verstecken oder Horten von Gegenständen, Unfähigkeiten im Rahmen der depressiven Erkrankungen, z. B. Antriebslosigkeit, Hoffnungslosigkeit, Mutlosigkeit bis hin zur Suizidalität.

Info

In diesem Bereich geht es um Verhaltensweisen und psychische Problemlagen als Folge von gesundheitlichen Problemen, die immer wieder auftreten und personelle Unterstützung deutlich machen.

Im Bereich der **Selbstversorgung** werden zunächst besondere Bedarfsaspekte erfasst. Dazu gehören Bedarfe von Unterstützungsleistungen bei krankheits- oder altersbedingten Einschränkungen zur unabhängigen Körperpflege einschl. Bekleidung, Schwierigkeiten bei der Ernährung einschl. künstliche Ernährungsformen, wie auch krankheitsbedingte Einschränkungen bei den Körperausscheidungen.

Differenziert betrachtet heißt das in diesem Fall: Körperpflege im gesamten Körperbereich bis hin zur Haarpflege und Zahnpflege/Prothesenpflege, Hilfe zum Rasieren, Duschen, Baden, zu Körpereinreibungen zur Hautpflege, Ernährung einschließlich der mundgerechten Zubereitung der Nahrung, Eingießen von Getränken, Essen und Trinken etc.

Fähigkeiten zum Umgang mit Ausscheidungen, Toilettennutzung bzw. Reinigung des Anal- und Intimbereichs, sachgerechte Anwendung von Hilfsmitteln bei Harn- oder Stuhlinkontinenz, Bewältigung von Folgen der unterschiedlichen Inkontinenzstörungen, Umgang mit Stomata.

Sonderformen der Ernährung, Umgang mit speziellen Formen künstlicher Ernährung, wie enteral oder parenteral – Prophylaxen zur Vermeidung von Komplikationen (geht über in den nächsten Bereich der Bewältigung von und selbstständiger Umgang mit krankheits- und therapiebedingten Anforderungen und Belastungen)

Bewältigung und selbstständiger Umgang mit krankheitsbedingten oder durch die Therapie bedingte Anforderungen und Belastungen: Dieser Bereich der Begutachtung wurde bisher nicht im Pflegebedürftigkeitsbegriff erfasst. Hier sollen die Fähigkeiten und Aktivitäten zur selbstständigen Krankheitsbewältigung erfasst werden. Das bedeutet, dass zunächst die ärztlich angeordneten Maßnahmen nach Art und Häufigkeit aufzunehmen sind.

Das heißt in diesem Fall: Die Verordnung und der Umgang mit Medikamenten in der fachlich richtigen Applikationsform mit entsprechender Beobachtung von Wirkungseintritt oder Nebenwirkung sind zu erfassen. Das Ausmaß der Hilfestellung kann von einmal wöchentlichem Stellen der Medikamente im Wochendispenser bis zu mehrfach täglicher Einzelgabe differieren.

- Zur Medikation zählt auch die fachgerechte Versorgung intravenöser Zugänge.
- Das Absaugen, z. B. bei tracheotomierten Patienten erfordert eine fachpflegerische Herangehensweise, die immer eng mit entsprechenden Kompetenzen zur Krankenbeobachtung verbunden ist. Die Gabe von Sauerstoff gehört ebenfalls zur Medikation, die nach ärztlicher Verordnung erfolgt. Bei Einreibungen/Kälte- und Wärmeanwendung im Rahmen der physikalischen Therapie ist jede Maßnahme einzeln zu berücksichtigen.
- Wundversorgung entsprechend der dafür vorgesehenen Kautelen (med. Vorsichtsmaßregeln), Versorgung bei einem Anus praeter naturalis (künstlicher Darmausgang), Bewältigung der psych. Beeinträchtigungen durch die verletzte Leiblichkeit,

- Einmalkatheterisierung und Umgang mit Harnableitungssystemen z. B. Suprapubischer Katheter, Urostoma etc.,
- Unterstützung im sachgerechten Umgang mit Obstipation und der evt. Einnahme bzw. Verabreichung von Laxantien.
- In Bezug auf Arztbesuche, Besuche anderer medizinischer oder therapeutischer Einrichtungen, zeitlich aufwendiger med. Behandlungen, die einer therapeutischen Begleitung bedürfen.
- In Bezug auf das Einhalten von Diätvorschriften und Beratung zur Lebensführung, z. B. bei einem Diabetes mellitus oder anderer krankheits- oder therapiebedingter Verhaltensvorschriften.

Die Messung von Körperzuständen (RR, Puls, Blutzucker, Temperatur, Flüssigkeitshaushalt) darf sich nicht allein auf den Messvorgang beschränken, sondern muss im Rahmen der Pflegeleistung eine entsprechende Deutung der Ergebnisse und adäquate Handlungsschritte enthalten. Bei vielen Erkrankungen werden aus einer Heilmitteltherapie heraus Anweisungen zu einem Einübungsprogramm gegeben, das dann in der Ergebnisbeurteilung – in Zusammenarbeit mit anderen Berufsgruppen – in den Aufgabenbereich der Pflegefachfrau/Pflegefachmann fällt.

Info

Bei Menschen mit fortgeschrittenen Demenzen stellen diese zusätzlich krankheitsbedingten Einschränkungen eine Überforderung dar, die nur mit Unterstützung anderer Personen zu bewältigen ist.

Gestaltung des Alltagslebens und soziale Kontakte: Bei diesem Modul muss beurteilt werden, ob diese Person ihren Tagesablauf nach individuellen Gewohnheiten und Vorlieben einteilen und gestalten kann. Es bedeutet weiterhin, ob die Person dazu in der Lage ist, den Tagesablauf an äußere Veränderungen anzupassen. Das heißt in diesem Fall, ob es Einschränkungen beim Ruhen und Schlafen, sich beschäftigen, in die Zukunft gerichteten Planungen usw. gibt. Auch die Interaktion mit Personen im direkten Kontakt oder die Kontaktpflege außerhalb des direkten Umfeldes werden betrachtet und können – wenn Einschränkungen erkannt werden – Hilfebedarf verdeutlichen.

Auch in diesem Feld zeigen sich die Unterstützungsbedarfe für alle Personen mit einer diagnostizierten demenziellen Erkrankung. Für die Teilhabe an den speziellen Pflege- und Betreuungsleistungen sollten die Beratungsleistungen der Pflegekassen in Anspruch genommen werden, um auf den Einzelfall bezogen die Ansprüche wahrnehmen zu können.[13]

Fazit **Durchaus positiv**

Die Erfahrungen, die mit dem neuen Begutachtungsinstrument gemacht werden, sind durchweg positiv. Mit der Betrachtung der Selbstständigkeit in den sechs Lebensbereichen (Modulen) ist man endlich vom »Minuten zählen« weg gekommen und kann die Abhängigkeit von fremder Hilfe für Menschen mit Demenz förmlich »ablesen«.

Ein Manko wird allerdings, gerade für Menschen mit Demenz, nach Aussage eines Pflegedienstleiters einer Einrichtung für Menschen mit Demenz, erkennbar. Ich zitiere Stephan Herrmann: *»Wenn ein Mensch mit schwerster Demenz, in vollständiger Abhängigkeit von Unterstützung, z. B. bei sämtlichen Lebensaktivitäten, noch gehen kann, bekommt diese Person nicht den Pflegegrad 5, obwohl auch das Gehen durch eine andere Person begleitet werden muss, da ein Problembewusstsein für selbstgefährdende Momente nicht mehr vorhanden ist.«* In diesem Bereich der Bewertung sog. »Selbstständigkeit« müsste nachgebessert werden, um die tatsächliche Unselbständigkeit bzw. die dadurch bedingte Pflegebedürftigkeit von Menschen mit Demenz zu erfassen.

[13] Fröse S (2022): Was Sie über Pflegeberatung wissen sollten. Schlütersche, Hannover und Ahmann M et al. (2016): Praxisratgeber: Das Strukturmodell für die Pflegedokumentation. Schlütersche, Hannover

21. Frage: **Welche Leistungen sind zur Unterstützung im Alltag vorgesehen?**

Zur Verbesserung der Versorgungssituation und zur Stärkung der häuslichen Pflege insbesondere von demenziell erkrankten pflegebedürftigen Personen sieht der Gesetzgeber zusätzliche Hilfen zur Unterstützung des Alltags vor. Diese Hilfen werden im § 45a SGB XI geregelt. Sie sollen den erkrankten Personen ermöglichen, lange in ihrer häuslichen Umgebung zu bleiben, um dadurch soziale Kontakte aufrechtzuerhalten und außerdem die Angehörigen zu entlasten.

Info

Es handelt sich hierbei um Angebote, die als niedrigschwellige Betreuungsangebote oder Unterstützungsleistungen im Alltag bezeichnet werden. Z. B. Betreuungsgruppen, Einzelbetreuung, begleitete Spaziergänge oder kleine Ausflüge, Bewegungsübungen, Singen oder Tanzen in Gruppen etc.

Das SGB XI sieht vor, dass diese Angebote unter pflegefachlicher Anleitung stattfinden. Voraussetzung für die Leistungserbringung ist, dass es sich um geförderte bzw. förderungsfähige Angebote nach § 45c SGB XI handelt. Die Anerkennung liegt in der Entscheidung des jeweiligen Bundeslandes.

Der Gesetzgeber sieht außerdem seit dem 1. 1. 2016 zusätzlich zu den Pflegeleistungen sogenannte Entlastungsleistungen für pflegebedürftige Menschen in häuslicher Pflege vor, die im § 45b SGB XI geregelt sind. Der Betrag ist auf 125 Euro monatlich festgelegt. Er ist für qualitätsgesicherte Leistungen zur Entlastung pflegender Angehöriger und vergleichbar nahestehender Menschen in ihrer Eigenschaft als Pflegende zweckgebunden einzusetzen. Dieser Entlastungbeitrag soll die Selbstbestimmtheit und die Selbstständigkeit der pflegebedürftigen Menschen unterstützen. Diese Leistungen unterliegen nicht mehr – wie noch bis 2016 – einem Kriterienkatalog. Die

Rechnungen für Betreuungsleistungen müssen zunächst selbst bezahlt und dann bei der Pflegekasse eingereicht werden, die dann die Rechnungen bis zu 125 Euro im Monat erstattet.

Nicht in Anspruch genommene Beträge für zurückliegende Monate können in den Folgemonaten des Kalenderjahres berücksichtigt werden.

Der Entlastungsbetrag kann die Regelleistung der Tages- und Nachtpflege geregelt in § 41, sowie die Kurzzeitpflege geregelt in § 42 ergänzen.

Der Gesetzgeber spricht von Entlastungsbetrag und Umwandlungsanspruch.

Versicherte in stationären Pflegeeinrichtungen müssen seit Inkrafttreten des Pflegestärkungsgesetzes II einen eigenen Antrag auf Betreuungsleistungen bei der Kranken- bzw. Pflegekasse stellen. Falls sie vor dem 1. 1. 2017 zusätzliche Betreuung erhielten , bleibt dieser Anspruch bestehen. Stationäre Einrichtungen rechnen die Zusatzleistungen mit den Pflegekassen dann als Betreuungspauschale nach § 43c SGB XI ab.

Info

Pflegende Angehörige haben nach dem Pflegezeitgesetz einen Anspruch auf Freistellung von der Arbeit von bis zu zehn Tagen (ohne Entlohnung). Darüber hinaus kann ein Arbeitnehmer sich für maximal sechs Monate zur Pflege eines Angehörigen von der Arbeit freistellen lassen. Während dieser Pflegezeit erhält der Arbeitnehmer keinen Lohn, ist aber weiterhin sozial versichert (vgl. www.bundesgesundheitsministerium.de).

Seit dem 1. 7. 2017 gibt es im Rentenrecht die sog. Flexirente für pflegende Rentner.

22. Frage: **Welche Aufgaben haben Pflegefachfrauen/ Pflegefachmänner?**

Pflegefachpersonen bilden die Berufsgruppe, die nach der medizinischen Diagnose die Pflege des betroffenen Menschen übernimmt. Pflege ist eine professionelle Leistung, die sich – so will es auch das Pflegeversicherungsgesetz – eine entsprechende Berufsausbildung zur Pflegefachkraft voraussetzt.

Anhand der vermittelten Inhalte der Pflegeausbildung – orientiert am ganzheitlichen Menschenbild – erhebt die Pflegefachkraft zu Beginn des Versorgungsauftrages alle Informationen, die für die Pflege und Betreuung relevant sind. Je nach der Ausrichtung der Ausbildung wird sie Modelle der Pflege, wie bewährte Interaktionsmodelle oder auch Beziehungsmodelle – zugrunde legen.

Die Aufgaben

Pflegefachpersonen müssen erkennen, in welchen der neu entwickelten Themenbereiche Einschränkungen in der unabhängigen Lebensführung bestehen. Sie ermitteln, wo die Selbstständigkeit einer Person gefährdet ist oder sogar aufgrund der gesundheitlichen Probleme, wie bei einem fortgeschrittenen demenziellen Syndrom, nicht mehr adäquat (angemessen) wahrgenommen werden kann.

Die Pflegefachperson orientiert sich an den Themenfeldern:

1. Kognitive und kommunikative Fähigkeiten
2. Mobilität und Beweglichkeit
3. Krankheitsbezogene Anforderungen und Belastungen
4. Selbstversorgung
5. Leben in sozialen Beziehungen
6. Haushaltsführung

Die primär pflegerischen Handlungen bestehen darin, mit der pflegebedürftigen Person fördernd zu kommunizieren, sie hinsichtlich der relevanten Themenfelder zu unterstützen, anzuleiten, zu beraten und zu fördern.

Pflege wird somit als eine Möglichkeit zur Förderung des gesamten Menschen gesehen. Kurz gefasst kann man sagen: Die Pflegefachkräfte sind verantwortlich für die Gestaltung des Pflegeprozesses.

Der Pflegeprozess erfordert von den Pflegenden besondere Kompetenzen, wie Fachwissen – in diesem Fall – zum demenziellen Syndrom, kommunikative und analytische Fähigkeiten, eine besondere Beobachtungsfähigkeit, Kreativität und Flexibilität, um den Prozess anwenden und gestalten zu können. Es gehört zu den beruflichen Aufgaben mit anderen Berufsgruppen zu kooperieren und Angehörige anzuleiten und zu beraten.

Nach dem WHO-Schema (1974) wird der Pflegeprozess in vier Phasen gegliedert:

1. Assessment
2. Planung
3. Intervention
4. Evaluation

In der Gestaltung des Pflegeprozesses von Menschen mit demenziellen Erkrankungen stehen wir noch am Anfang und haben jetzt durch den auch auf den psychischen und sozialen Bereich erweiterten neuen Pflegebegriff eine bessere Grundlage, um Pflegeleistungen zu verdeutlichen.

Die Pflegefachkräfte müssen ein sorgfältiges Assessment betreiben, um fachlich begründete Pflegeangebote zu machen und die Ergebnisse der Pflegeleistungen überprüfen zu können.

Info

Wenn die Diagnose einer Demenz gestellt ist und die selbstständige Lebensführung der erkrankten Person nicht mehr möglich ist, muss eine Befunderhebung durch eine Pflegefachkraft zur Einschätzung des Pflegebedarfs vorgenommen werden.

Mithilfe von Assessment-Instrumenten wird ermittelt, in welchen Umfang, z. B. durch Agnosie, Apraxie, Aphasie oder Einschränkungen der Exekutivfunktionen, die erkrankte Person in ihrer selbstständigen Lebensführung – also von anderen Personen unabhängigen Versorgung – behindert wird.

Auf Basis des ermittelten Befundes beginnt die Planung des Unterstützungsbedarfs; man spricht im Rahmen des neuen Strukturmodells auch von individueller Maßnahmenplanung. Je deutlicher die Informationssammlung die Einschränkungen der Selbstständigkeit in den jeweiligen Themenfeldern beschreibt, umso differenzierter kann auf die Person eingegangen werden, um die wichtige Forderung im Rahmen des Pflegeprozesses, Lebensqualität zu fördern, umzusetzen.

Die Pflegefachkraft nutzt in dieser ersten Phase des Pflegeprozesses das Verhalten der erkrankten Person in Verbindung zum demenziellen Syndrom für ihre Planungsaufgabe. Es wird entschieden, welche Angebote gemacht werden müssen, um zusätzlich zu den Einschränkungen in der Lebensgestaltung auf den krankheitsbedingten Problemkreis Angst und Verunsicherung einzugehen. Die Abhängigkeit von fremden Personen muss in diesem Zusammenhang zusätzlich Beachtung finden. Im Rahmen der Maßnahmenplanung wird festgelegt, welche anerkannten Interventionsformen zur Pflege von Menschen mit Demenz für die jeweilige Person angezeigt erscheinen. Die Planung darf nicht zu eng gefasst sein, um unterschiedliche Verlaufsformen der Erkrankung, aber auch Tagesformen zu berücksichtigen und adäquat damit umzugehen.

Die Intervention hat sich immer am Menschen zu orientieren und berücksichtigt selbstverständlich die biografischen Anhaltspunkte, die bekannt sind oder im Rahmen des Pflegekonzepts ermittelt werden. Die Pflegefachkraft muss darüber entscheiden, wer von den Mitarbeiter*innen welche Unterstützungsleistungen bei der zu pflegenden Person übernehmen soll. Sie muss anleiten und entsprechende Hinweise geben, was im Rahmen der Pflegebeziehung zu beachten ist. Für die Einschätzung bzw. Organisation einer zusätzlichen Betreuungsleistung oder Alltagsbegleitung ist sie ebenfalls zuständig.

Info
Bei einer demenziellen Erkrankung muss die individuelle soziale Betreuung im Rahmen der Pflegeplanung berücksichtigt werden.

Die Ergebnissicherung (Evaluation) der Pflegeleistungen muss wiederum im Zusammenhang mit dem Verhalten der erkrankten Person betrachtet werden. Ein relatives Wohlbefinden der erkrankten Person lässt sich an einer entspannten Körperhaltung, positiven Äußerungen, Gestik und Mimik ablesen. Menschen mit demenziellen Erkrankungen zeigen absolut ehrlich ihre Gefühle, so dass wir uns als Begleitende von ihnen leiten lassen können. In diesem Zusammenhang ist auf die besondere Bedeutung der Beobachtung aller am Pflegeprozess beteiligter Personen und das Einlassen auf das Verhalten der Person hinzuweisen.

Mit dem Pflegeberufsgesetz ist seit 2020 in Deutschland die Pflegeausbildung neu geregelt und es gibt für alle Pflegeberufe eine einheitliche Grundlage. Das Gesetz führt in eine neue generalistisch ausgerichtete berufliche Pflege, die die bisherigen Berufsbezeichnungen: Altenpfleger*in, Gesundheits- und Krankenpfleger*in, Kinderkrankenschwester/Kinderkrankenpfleger mit den Berufsbezeichnungen Pflegefachfrau/Pflegefachmann ersetzt.

23. Frage: **Was versteht man unter dem Begriff Assessment in der Pflege?**

Das Wort »Assessment« kommt aus dem Englischen (»to assess: einschätzen, analysieren, beurteilen«). In der Pflege geht es nicht primär um die spezifische Identifikation einer Krankheit, sondern um die umfassende Einschätzung und Beurteilung einer (Patienten)-Situation.[14] Als Pflege-

[14] Vgl. Knipping C (2008): Lehrbuch Palliative Care. Huber, Bern.

assessment bezeichnen Doenges et al.[15] allgemein die »Einschätzung des Patienten«, welche die Grundlage für die gezielte Identifikation von individuellen Bedürfnissen, von Reaktionen und Problemen des Patienten bildet.

Es geht um die pflegerische Einschätzung einer Patienten- und Familiensituation. In der Pflegereform 2017 wurde der Begriff der Pflegediagnose aufgenommen. Die Diagnosen sind ein Teil eines Pflegeassessments.

24. Frage: Welche Instrumente stehen zum Assessment des Pflegebedarfs bei Demenz derzeit zur Verfügung?

Die Diagnose demenzieller Prozesse findet üblicherweise im Rahmen eines leistungsorientierten neuropsychologischen Screenings statt, für das verschiedene Testverfahren entwickelt worden sind (▶ Kap. 1).

Da die ersten Auffälligkeiten, die durch eine demenzielle Erkrankung verursacht werden, zuerst im Alltagsleben auftreten, kann es sein, dass bei Pflegebedürftigkeit aus einem anderen Grund die Pflegekräfte zuerst die Veränderungen der kognitiven Leistungsfähigkeit oder andere Krankheitssymptome bemerken. Sie sollten den Patienten dahingehend beraten, eine Memory-Klinik aufzusuchen bzw. mit dem Hausarzt die Überweisung zu besprechen.

Wenn die Pflegebedürftigkeit durch die demenzielle Erkrankung entsteht, muss im Rahmen eines Assessments abgeschätzt werden, welche besonderen Einschränkungen in der selbstständigen Lebensführung entstanden sind.

---

[15] Vgl. Doenges ME et al. (2019): Pflegediagnosen und Pflegemaßnahmen. Huber, Bern

Fazit

Die bekanntesten Assessmentinstrumente zur Einschätzung der Pflegesituation bei einer Person mit einer demenziellen Erkrankung:

- GDS & Global Deterioration Scale
- CMAI & Cohen-Mansfield Agitation Inventory
- DCM & Dementia Care Mapping
- Nosger-Skala® & Nurses Observation Scale for Geriatric Patients
- RAI® & Resident Assessment Instrument
- Kognitiver Kurztest:
  - MMSE & Mini-Mental-State Examination
  - DemTect & Demenz-Detektion

Natürlich lässt sich auch das in der ▶ 22. Frage angesprochene Pflegeassessment zur Einschätzung der Pflegesituation bei einer demenziell erkrankten Person anwenden oder mit den hier beschriebenen Instrumenten kombinieren. Die erweiterte Grundsatzstellungnahme »Menschen mit Demenz« des MDS (2019) enthält im Anhang Assessment-Instrumente.

25. Frage: **Wie unterscheiden sich die Assessmentskalen?**

Die **GDS** stellt ein wichtiges Instrument zur Fremdeinschätzung der Schweregrade einer Demenz dar. Barry Reisberg veröffentlichte sie 1986 unter der Bezeichnung Global Deterioration Scale. Sie wird inzwischen auch zum Pflege-Assessment genutzt und als hilfreich zum Erkennen von Ressourcen und Problemen im Rahmen des Pflegeprozesses wahrgenommen. Nach wissenschaftlicher Erkenntnis[16] bildet sie eine gute Grundlage zur Einschätzung der objektiven Problemlösefähigkeit der erkrankten Person, was wiederum für die Einschätzung der sozialen Unterstützungsleistungen genutzt werden kann (▶ 26. Frage).

[16] Vgl. Hildebrandt L (2012): Individuelles Zutrauen und Selbsteinschätzung von Patienten mit Demenz. Dissertation, Düsseldorf

Die **Cohen-Mansfield Agitation Inventory** wurde 1989 von Cohen-Mansfield et al. entwickelt. Sie beurteilt ein Unruheverhalten bei einer dementiellen Erkrankung und beschreibt in erster Linie Verhaltensweisen, die negativ bewertet werden, z. B. Spucken, Schlagen, Weglaufen etc. Diese Skala wird zur Einschätzung der Eigen- oder Fremdgefährdung eingesetzt. Das Ergebnis kann zur Inanspruchnahme von Betreuungsleistungen dienen (▶ 21. Frage).

Die **Nosger-Skala®** wurde 1990 von Brunner & Spiegel für eine psychopharmakakologische Wirksamkeitsuntersuchung entwickelt und bewertet alltagsrelevante Verhaltensweisen. Beurteilt werden Gedächtnis, Lebensgestaltung (Instrumental Activities of daily Life), Körperpflege, Stimmung, soziales bzw. störendes Verhalten. Diesen Kategorien werden jeweils Items (Fragen) zugeordnet, für die es nach Häufigkeit des Auftretens des Verhaltens oder aber auch der zur Verfügung stehenden Fähigkeiten ein Bewertungsschema gibt.

Das **RAI® (Resident Assessment Instrument)** wurde in Amerika im Auftrag der Behörde für die Finanzierung der Gesundheitsversorgung entwickelt. Es richtet sich an Patienten, die einer Langzeitversorgung bedürfen. Bei diesem Verfahren sind etwa 250 Fragen zu beantworten, mit denen die körperlichen und kognitiven Fähigkeiten einer zu pflegenden Person eingeschätzt werden können. Dies Verfahren gilt in der Altenpflege als zu aufwändig und wurde hier der Vollständigkeit halber aufgenommen.

Als Ersatz für das RAI® gilt inzwischen die **Beurteilungsskala für geriatrische Patienten (BGP)**, die 1996 von Kam, Mol & Wimmers zur Erfassung funktionaler Störungen bei alten Menschen mittels Beobachtung durch das Pflegepersonal entwickelt wurde. Die Beurteilungsskala umfasst die physische, psychische und soziale Situation des Patienten. Die Skala ist nicht für Menschen mit Demenz entwickelt worden, kann aber auch zur Situationseinschätzung über die Auswirkungen des Krankheitsbildes verwendet werden.

Um das Wohlbefinden der Menschen mit Demenz zu überprüfen, kann ein spezielles Verfahren zur Einschätzung der Lebens- bzw. Pflegesituation eingesetzt werden: Das **Dementia Care Mapping** von Kitwood & Bredin ist ein Verfahren zur Evaluation der Pflege und Betreuung von Menschen mit Demenz. Aufbauend auf einem person-zentrierten Verständnis nehmen geschulte DCM-Beobachter am Leben von Menschen mit Demenz teil und versuchen, einen Tag lang ihr Handeln und Befinden zu beschreiben. Diese Beschreibungen geschehen in vorstrukturierter Weise (Kodierungen). Diese Kodierungen werden verdichtet, zu Daten und Profilen aufgearbeitet, die dann dem Team zur Verfügung gestellt werden und als Grundlage zur Einschätzung des Pflege- und Unterstützungsbedarfs bzw. des Wohlbefindens genutzt werden können.

Der **Mini-Mental-State Examination (MMSE)** ist ein häufig eingesetztes Instrument zur Einschätzung der kognitiven Leistungsfähigkeit bei Demenz, das von Folstein und anderen bereits 1975 entwickelt wurde (▶ 27. Frage).

Der **DemTect (Demenz-Detektion)** ist ein Testverfahren, das von Calabrese, Kalbe & Kessler 2000 entwickelt wurde. Als relativ einfacher und zeitökonomischer Test kann er als erste Einschätzung zur Bewertung der kognitiven Leistungsfähigkeit eingesetzt werden. Die beiden letztgenannten Testverfahren ersetzen allerdings kein umfassendes neuropsychologisches Screening zur Diagnostizierung einer Demenz und dienen nicht als Assessment für die Pflegeleistungsfeststellung.

26. Frage: Welche Grundsätze sollten in der Pflege Demenzkranker beachtet werden?

Als erstes: Keine Demenz gleicht der anderen. Es gibt unterschiedliche Ursachen, Verläufe und Behandlungspläne.

Als zweites muss hervorgehoben werden, dass die Person mit einer demenziellen Erkrankung selbstverständlich eine Persönlichkeit bleibt. Sie ist keine »Demente«. Alle an der Pflege Beteiligten müssen sensibel mit ihrer Sprache umgehen, denn Sprache transportiert Werte, die sich schädigend auf die Person, die an einer Demenz leidet, auswirken. Außerdem sollten alle Mitarbeiter*innen, aber auch die Angehörigen, unterschiedliche Interventionsmethoden kennen. Neben der Haltung dem demenziell veränderten Menschen gegenüber, die im person-zentrierten Ansatz von Kitwood sehr gut vermittelt wird, sollte man wissen, worauf es in den unterschiedlichen Schweregraden ankommt, um die Person mit einer demenziellen Erkrankung nicht noch stärker zu verunsichern.

Fazit **Verwirrt nicht die Verwirrten**

Erwin Böhm hat den legendären Satz »Verwirrt nicht die Verwirrten«* geprägt. Dieser Satz beschreibt, was passiert, wenn in der Kommunikation nicht genügend beachtet wird, dass sich eine Demenz, besonders jene vom Alzheimer-Typ, über längere Zeiträume entwickelt.

* Böhm E (2011): Verwirrt nicht die Verwirrten. Psychiatrie Verlag, Köln

In den unterschiedlichen Stufen des verminderten Denkvermögens und der reduzierten Gedächtnisleistung brauchen alle Betroffenen neben der Akzeptanz als Person ein differenziertes Eingehen auf ihre Schwierigkeiten – d. h. unterschiedliche Methoden, die von den Kontaktpersonen gekannt und eingesetzt werden müssen.

27. Frage: Nach welchen Schweregraden wird die Alzheimer-Krankheit eingeteilt?

Man spricht allgemein von der leichten, mittelschweren, schweren und sehr schweren Demenz. Wenn die Situation genauer betrachtet werden soll, hat sich die sogenannte GDS (Global Deterioration Scale) nach Reisberg bewährt.

28. Frage: **Was ist mit der »GDS« gemeint?**

Reisberg hat in einer differenzierten Skala den Verlauf einer Demenz vom Alzheimer-Typ zusammengestellt, die unter dem Fachbegriff Global Deterioration Scale (GDS) bekannt ist: Er unterscheidet sieben Schweregrade von Leistungseinbußen der kognitiven Leistung. In den ersten drei Stufen besteht noch kein Pflegebedarf.

1. Im Wesentlichen sind in der ersten Phase die **Leistungseinbußen nur für die Person selbst erkennbar.**
2. In der zweiten Phase beginnt die betroffene Person über eine **lästige Vergesslichkeit** zu klagen.
3. In der dritten Phase tauchen erste **Irritationen** bei Arbeitskollegen und **im sozialen Umfeld** über die Leistungsabnahme beim Denken und Handeln der Person auf. Der Betroffene selbst verleugnet in dieser Phase oft seine Schwierigkeiten. Er möchte nicht bloßgestellt werden und braucht Vertrauenspersonen, die für Gespräche zur Verfügung stehen. Es ist gut, wenn diese Personen sensibel auf die Probleme des Betroffenen eingehen und ehrlich mit der Situation umgehen können.
4. Im Fortschreiten des Krankheitsprozesses, Reisberg spricht von Phase 4, werden **deutliche Defizite im Erinnern kurzzeitiger Ereignisse**, bei Subtraktionen (Abziehen) und der Fähigkeit, sich an unbekannten Orten zurecht zu finden, erkennbar. Die Merkfähigkeit kann so deutlich eingeschränkt sein, dass sie im Gespräch nicht mehr »überspielt« werden kann. Der Betroffene beginnt, Situationen mit höheren Anforderungen zu meiden. Reisberg spricht von mäßigen Leistungseinbußen. Das Verleugnen der Defizite ist die dominierende Abwehrstrategie. Auch in dieser Phase bleibt es wichtig, das Selbst zu stärken und die Not anzuerkennen, die mit dem zunehmenden Verlust der Denkfähigkeit verbunden ist.
5. Ab Stufe 5 spricht Reisberg von **mittelschweren Leistungseinbußen**. Die Einbußen sind so schwer, dass der Betroffene nicht mehr ohne fremde Hilfe zurechtkommt. Es bestehen Defizite in der örtlichen und zeitlichen Orientierung. Die personale Orientierung kann noch vorhanden sein, aber auch zeitweise schwinden. Nahe stehende Personen werden meist noch erinnert. In dieser Phase bekommt die Krankheit auch rechtliche Konsequenzen, d. h. der Betroffene braucht jemanden, der seine Interessen vertreten kann (▶ Kap. 6). In dieser Phase bekommt der Patient in den

meisten Fällen professionelle Pflege, die als personenbezogene Dienstleistung erbracht wird.

6. Bei einer **schweren Demenz** Stufe 6 werden auch die bis dahin wichtigen Personen nicht mehr mit Namen erinnert. Allerdings wird nach Reisberg beinahe immer noch der eigene Name erinnert. Der Tag-/Nachtrhythmus ist häufig gestört. Verschiedene Persönlichkeits- und Gefühlsstörungen, z. B. Verfolgungsgedanken, Bestehlungswahn, Angst und Unruhe oder auch fehlender Willensantrieb, können die Betreuungs- und Pflegesituationen schwierig werden lassen. In dieser Phase ist die Anwendung anerkannter Methoden zur Pflege von Menschen mit Demenz unerlässlich.
7. In der siebten Phase bei **sehr schweren Leistungseinbußen** kommt es häufig zu einem totalen Sprachverlust. Es bleiben zwar noch sprachliche Automatismen erhalten, aber der Betroffene kann sich nicht mehr verbal verständlich machen. Die Fähigkeit, den Stuhl- und Harnabgang zu kontrollieren, ist bei den meisten Betroffenen verloren gegangen. Manchmal schwinden auch die motorischen Fähigkeiten zur Bewegung. Umso mehr ist der Mensch jetzt darauf angewiesen, weiterhin als Persönlichkeit wertgeschätzt zu sein und professionelle Hilfe zu bekommen, die sich an aktuellem Pflegewissen orientiert. In dieser Phase haben körperorientierte Interventionsformen eine besondere Bedeutung.

Obwohl die Phasen nicht immer diesen klassischen Verlauf nehmen und vor allem die Abgrenzung nicht so deutlich ist, wird klar, wie unterschiedlich die Fähigkeiten und Defizite der demenziell veränderten Person sind und worauf es vom Grundsatz her in der Intervention ankommt.

Info

Die GDS wird bei der Demenz vom Alzheimer-Typ als Hilfsmittel zur Einschätzung des Unterstützungsbedarfs der betroffenen Person genutzt. Sie wird auch bei gutachterlichen Entscheidungen im Rahmen des Strafrechts (Schuldfähigkeit) oder Zivilrechts (Geschäfts- und Testierfähigkeit) oder Verwaltungsrechts (Fahreignung) eingesetzt.

29. Frage: Was ist die »Mini-Mental-State Examination (MMSE)«?

Folstein et al. entwickelten 1975 die sogenannte Mini-Mental-State Examination als standardisiertes Verfahren zur Leistungsbestimmung in wichtigen Symptombereichen der Demenz. Mit elf Aufgaben werden die Bereiche Orientierung der Person in Raum und Zeit, Merkfähigkeit, Aufmerksamkeit, Rechnen und Erinnerungsfähigkeit und Sprache erfasst.

Für die erfolgreiche Antwort oder Bewältigung einer Aufgabe werden Punktwerte vergeben. Diese Punktwerte werden addiert und dienen als Anhalt für die Bewertung des Schweregrades einer Demenz. Insgesamt können 30 Punkte erreicht werden. Nach ICD 10 spricht man beim Einsatz des MMSE-Tests im Bereich zwischen 20–25 Punkten von einer leichten, bei 10–20 Punkten von einer mittleren und bei weniger als 10 Punkten von einer schweren Demenz.

Dieses Testverfahren mit seiner dreistufigen Einteilung ist weniger aussagekräftig als die GDS nach Reisberg, liefert aber Anhaltswerte über die kognitive Leistungsfähigkeit der Testperson.

Der DemTect kann ebenfalls zur Unterstützung der Demenz-Diagnostik genutzt werden, er ersetzt aber ebenfalls keine ausführliche neuropsychologische Untersuchung.

30. Frage: **Was hat es mit der Mäeutik auf sich?**

Eine interessante Klassifizierung der Schweregrade einer Demenz bietet die Mäeutik von Cora van der Kooij[17] vor, die auch unter der Bezeichnung »Erlebnisorientierte Pflege« bekannt ist. Van der Kooij spricht von vier Phasen:

1. Das bedrohte Ich
2. Das verirrte Ich
3. Das verborgene Ich
4. Das versunkene Ich

Diese Klassifizierung verdeutlicht, welche Gefühlszustände die Phasen einer Demenz begleiten.

Das bedrohte Ich: Zu Beginn ihrer Abhängigkeit von fremder Hilfe versuchen die Betroffenen verzweifelt, ihre Rollen aufrechtzuerhalten. Ihnen gelingt die eigene Lebensgestaltung aufgrund der kognitiven Leistungseinbußen nicht mehr. Versagensängste, die häufig von Gefühlsausbrüchen begleitet werden, erschweren das Zusammenleben. Dieses Verhalten führt unweigerlich zu Irritationen der Umgebung, da es vom bisherigen Umgang der Person abweicht und nicht erklärt werden kann.

Das verirrte Ich: Im Fortschreiten der Erkrankung gehen immer mehr Fähigkeiten, das Leben selbstständig und unabhängig von anderen Personen zu gestalten, verloren. Das schafft eine zunehmende Verwirrung für die Betroffenen und natürlich wiederum für die Umgebung. Da Hilfe notwendig ist, kommen fremde Personen in den eigenen Haushalt oder es erfolgt sogar ein Umzug in eine Wohngemeinschaft oder in ein Pflegeheim. Das bedeutet Verlust von Vertrautem und Liebgewordenem.

Wir wissen alle, was es bedeutet, wenn man sich verirrt. Cora van der Kooij nutzt dieses Bild, um den Verlust von Sicherheit zu beschreiben, der in der zweiten Phase ihrer Klassifizierung im Mittelpunkt des Erlebens des

---

[17] Kooij C. van der (2007): Ein Lächeln im Vorübergehen. Erlebnisorientierte Altenpflege mithilfe der Mäeutik. Bern: Huber

Betroffenen steht. Diese Phase beinhaltet auch Schuldzuweisungen und schwere Vorwürfe.

Das verborgene Ich: Der Betroffene ist immer weniger in der Lage, eigene Vorstellungen von seinem Leben zu verbalisieren. Es wird noch schwieriger als zu Beginn der Erkrankung zu verstehen, was die Person möchte. Diese Phase ist häufig von Unruhe, Suchen, Aus- und Einräumen begleitet. Die demenziell erkrankte Person ist stark auf sich bezogen und lässt sich nur ungern in Gruppenaktivitäten einbinden. Ohne Kenntnisse zur Biografie gibt es kein Erreichen der Person in der Kontaktaufnahme.

Das versunkene Ich: In der vierten Phase hat der Betroffene die Fähigkeit verloren, in einer Lebenswelt mit angeglichenen Deutungs-, Wert- und Ausdrucksmustern zu interagieren. Die Sprachfähigkeit ist verloren gegangen, die Kontaktaufnahme schwierig. Das versunkene Ich ist gekennzeichnet von einem starken Rückzug der Person. Je abhängiger die Person wird, umso bedeutungsvoller werden Bindungsthemen, in denen die erkrankte Person durch vertraute Pflegefachkräfte Zuwendung erhält und weiterhin zur Gemeinschaft dazugehört. Wenn die Umgebung und die dort lebenden Menschen vertraut sind, ist ihre Gegenwart ein Schutz, der Sicherheit gibt.

3 Der Herausforderung Demenz begegnen

31. Frage: Um welche Herausforderung geht es?

Die Herausforderung kommt im Rahmen einer beruflichen Beziehung zustande, die zwischen dem zu pflegenden Menschen und der Pflegefachkraft, der Pflegehilfskraft oder der Betreuungskraft entsteht. Kennzeichnend für die Herausforderung ist zunächst einmal, dass sie nicht grundsätzlich negativ zu bewerten ist. Ohne Wertung kommt es darauf an, sich dieser Anforderung bewusst zu werden.

Unbestritten stellt die Pflege und Begleitung von Menschen mit demenziellen Erkrankungen höchste Anforderungen an die Pflege- und Begleitpersonen. Sie erfordert fachliche Kompetenzen bei allen, die einen menschenwürdigen Umgang mit den erkrankten Personen praktizieren wollen. Jede Pflege- oder Betreuungsperson ist gefordert, alles zu tun, damit der Betroffene sich verstanden fühlt.

Im Themenkomplex Demenz wird unter einem herausfordernden Verhalten von Menschen mit Demenz Aggression oder Depression verstanden.

32. Frage: Was macht die Hilfeleistung für Menschen mit Demenz so schwierig?

Jede Situation, die ich nicht verstehe, macht es mir schwer, entsprechend damit umzugehen. Wenn ich nicht erkennen kann, warum eine Person schreit oder apathisch an mir vorbeischaut, brauche ich Wissen über Zusammenhänge, aber auch Kreativität, um adäquat auf diese Person einzugehen. Pflegende geben in Interviews immer wieder an, dass die Betreuung von Menschen mit herausforderndem Verhalten neben der Konfrontation mit Sterben und Tod zu den bedeutendsten Stressfaktoren gehört.

Hildegard Peplau[18] zeigte in ihrem Modell der psychiatrischen Krankenpflege, dass Pflege Beziehungsarbeit ist. Diese Beziehungsarbeit wird im Rahmen einer beruflichen Rolle geleistet, in der sich zunächst einmal zwei Fremde begegnen. Die professionelle Pflegefachkraft übernimmt Hilfen in einer differenzierten Art und Weise, in der sie berücksichtigt, welche Aufgaben die Person selbst noch übernehmen kann, ohne überfordert zu werden.

Bei Peplau ist die professionelle Pflegefachkraft die Expertin, die spezielle Hilfen anbietet, und sich gleichzeitig auch als Anleitende einbringt. Pflege ist hier ein signifikanter therapeutischer interpersonaler Prozess, in den sich die Pflegefachkraft mit ihren Fähigkeiten und Fertigkeiten einbringt, um »Wachstum und Entwicklung« der Persönlichkeit zu fördern.

Gerade bei der Hilfeleistung für Menschen mit demenziellen Erkrankungen wird deutlich, wie differenziert auf die Lebens- bzw. Pflegesituation der erkrankten Person bezogen Pflege- oder Betreuungsarbeit geleistet werden muss. Nur so entsteht ein Klima, in dem die demenziell veränderte Person nicht bevormundet, sondern anerkannt wird.

Bei der Verabschiedung des Pflegeversicherungsgesetzes in seiner ersten Fassung wurden die Hilfestellungen vorrangig auf die Funktionalität bezogen:

---

[18] Vgl. Peplau, H. (1997). Zwischenmenschliche Beziehungen in der Pflege. Bern: Huber

1. Bei Pflegestufe I wird im Bereich der Körperpflege, Ernährung, Mobilität und der hauswirtschaftlichen Versorgung einmal am Tag Hilfe für wenigstens zwei Verrichtungen notwendig.
2. Bei Pflegestufe II ist mindestens dreimal Hilfestellung erforderlich.
3. Bei Stufe III ist eine ganztägige Hilfestellung notwendig.

Inzwischen hat es immer wieder Nachbesserungen – wie im 2. Kapitel beschrieben – gegeben. Alle Fachleute erkennen inzwischen die besondere Problematik an, wenn aufgrund des verringerten Denkvermögens oder einer verringerten Gedächtnisleistung Hilfebedarf besteht.

Mit dem neuen Pflegebegriff gibt es endlich eine Grundlage die speziellen Einschränkungen Selbstständigkeit durch eine demenzielle Erkrankung zu berücksichtigen und mit entsprechenden Hilfeleistungen darauf einzugehen.

Die Pflegesituation ist geprägt durch das eingeschränkte kognitive Leistungsvermögen (evtl. Aphasie, Agnosie, Apraxie oder mangelnde Exekutivfunktionen) der zu pflegenden Person. Schon das »Kaffeetrinken« kann zu einer Überforderung werden. Nur im geduldigen »Verhandeln«, vielleicht sogar, indem die Pflegefachkraft sich dazusetzt und auch Kaffee trinkt, wird verstanden, was gemacht werden soll.

Die gut formulierten Fragen: »Was bewegt Sie im Augenblick? Was brauchen Sie? Was können wir für Sie tun?« werden nicht immer verbal beantwortet werden können. Trotzdem müssen diese Fragen das Handeln der professionell pflegenden und betreuenden Personen bestimmen. Das setzt eine große Bereitschaft voraus, dem Menschen mit seiner Erkrankung nicht mit seinen Defiziten wahrzunehmen und damit in eine »Opferrolle« zu bringen, sondern sehr wohl die Identität des Anderen wahrzunehmen und durch die Haltung ihm oder ihr gegenüber die Person zu stärken.

33. Frage: Woran kann sich eine Pflege- oder Betreuungskraft orientieren?

2006 gab das Bundesministerium für Gesundheit Rahmenempfehlungen zum Umgang mit herausforderndem Verhalten bei Menschen mit Demenz in der stationären Altenhilfe heraus. Erarbeitet wurden diese Empfehlungen von einer Expertengruppe unter der Verantwortung von Professor Sabine Bartholomeyczik et al. Diese Empfehlungen sind eine wichtige qualitätssichernde Maßnahme für die Pflege und Betreuung von Menschen mit demenziellen Veränderungen. Und: Die Empfehlungen sind noch immer aktuell.

Info

In der Handlungsrichtlinie wird die Auffassung vertreten, dass es immer einen Sinn im Verhalten der demenziell veränderten Person gibt. Die Pflege- oder Betreuungskraft muss herausfinden, welche Motive das jeweilige Verhalten der Person beeinflussen. Inzwischen wurde eine Skala zur Erfassung von herausforderndem Verhalten älterer Menschen in Pflegeeinrichtungen (CBS-G) entwickelt.*

* Vgl. Holle D et al. (2017): Skala zur Erfassung von herausforderndem Verhalten älterer Menschen in Pflegeeinrichtungen. dzne, Witten

Nach Jantzen (2007) ist ein herausforderndes Verhalten immer ein Zeichen dafür, dass es nicht gelungen ist, sich verständlich zu machen. Die Menschen in der Umgebung des Betroffenen – alle Angehörigen und alle Berufsgruppen – müssen lernen, die demenziell veränderte Person darin zu unterstützen, sich verständlich machen zu können, um ihre Bedürfnisse zu kommunizieren. Das bedeutet, eine Haltung anzunehmen, die Akzeptanz und Respekt signalisiert und nicht be- oder sogar abwertet.

Auch neuere Untersuchungen bestätigen die Ergebnisse. In der S3-Leitlinie Demenzen (2016) wird zum agitierten Verhalten (Unruhe mit erhöhter Anspannung und gesteigerte Psychomotorik) Folgendes ausgesagt: Agitiertes Verhalten und Aggressivität stellen eine sehr hohe Belastung für Pflegende dar. Meist resultieren diese Verhaltensweisen aus dem Eindruck sich nicht verständlich machen zu können, aus Angst oder dem Gefühl, beeinträchtigt zu werden. Oft helfen bereits Verständnis, eine Änderung von Kommunikationsformen und eine Modifikation der Lebens- und Wohnsituation. (...)

34. Frage: Welche Bedürfnisse müssen bei der Pflege von Menschen mit Demenz beachtet werden?

Es ist wichtig zu wissen, dass sich die Bedürfnisse von Menschen mit Demenz nicht wesentlich von den Bedürfnissen anderer Menschen unterscheiden.

Kitwood hat fünf zentrale psychische Bedürfnisse von Menschen mit Demenz benannt. Er spricht von den Bedürfnissen nach Trost, Einbeziehung, Beschäftigung, Primärbindungen und Identität. Nach seiner Auffassung vereinigen sich diese fünf zentralen Bedürfnisse zu dem allumfassenden Bedürfnis nach bedingungsloser Akzeptanz, die Kitwood Liebe nennt.

35. Frage: Welche Bedürfnisse haben Menschen mit Demenz?

Alle Menschen haben bestimmte psychische Bedürfnisse. Bei einer fortgeschrittenen Demenz können die Menschen diese Bedürfnisse aber oft nicht mehr direkt äußern. Sie sind darauf angewiesen, dass andere ihre Bedürfnisse wahrnehmen, anerkennen und sensibel darauf eingehen. Dann könne, so Kitwood, trotz Demenz ein relatives Wohlbefinden erhalten bleiben.

- **Trost** möchten wir immer dann, wenn wir uns in einer verzweifelten Situation befinden. Wir brauchen dann einen Menschen, der uns die Sicherheit und Stärke vermittelt, die uns in der Situation fehlen.
- Das Bedürfnis nach **Einbeziehung** wird erfüllt, wenn Menschen uns feinfühlig darin unterstützen, in eine Gruppe zu kommen und uns dort wohlzufühlen.
- Das Bedürfnis nach **Beschäftigung** nehmen wir recht selten wahr, da wir meistens viel zu tun haben. Beschäftigung hat enormen Einfluss auf unser Wohlbefinden und Selbstwertgefühl. Menschen mit demenziellen

Erkrankungen wird allerdings sehr viel abgenommen, weil angenommen wird, dass sie das alles nicht mehr können.

- Das Bedürfnis nach primärer **Bindung** ist in unserer Kleinkindzeit überlebenswichtig. Unsere primären Bezugspersonen haben uns Schutz und Verlässlichkeit vermittelt. Gerade dann, wenn wir als kleines Kind unsicher oder sogar ängstlich waren, haben wir den Schutz der Eltern, der Großeltern oder anderer Bezugspersonen gesucht. Menschen mit demenziellen Erkrankungen verlieren mit fortschreitender Erkrankung immer mehr Möglichkeiten, von sich aus soziale Beziehungen zu gestalten. So laufen sie hinter den ihnen bekannten Pflegekräften her, weil sie sich in deren Nähe sicherer fühlen. Die Pflegekräfte sind gefordert, dieses Bedürfnis anzuerkennen und darauf einzugehen.
- Am kompliziertesten erscheint die Befriedigung des von Kitwood benannten Bedürfnisses nach **Identität**. Identität bedeutet, dass man weiß, »wer man ist, woher man kommt und wohin man will«. Menschen mit einer Demenz können diese Fragen immer weniger beantworten. Sie sind auf Pflegende angewiesen, die mit Biografiearbeit und Erinnerungspflege helfen, diese Fragen so lange wie möglich beantworten zu können. Hier schließt sich der Kreis zu Kitwoods Modell: Die Liebe, die er benennt, beinhaltet eine bedingungslose Akzeptanz der Person, die auf Hilfe und Unterstützung angewiesen ist.

36. Frage: Was gehört zu einem professionellen Pflegeverständnis für die Pflege von Menschen mit Demenz?

- Der Pflege liegt ein Pflegekonzept zugrunde, das auf pflegewissenschaftlichen Modellen sowie praktischen Erfahrungen basiert und im Pflegeprozess umgesetzt wird.
- Der Pflegeprozess, in enger Verzahnung zur Biografiearbeit, bildet die Grundlage des fachlichen Handelns.
- Im Rahmen des Prozesses werden eine sorgfältige Pflegeanamnese und ein Assessment zur Einschätzung der Ressourcen und Probleme, die durch die demenziellen Veränderungen erkennbar werden, vorgenommen.
- Die Kooperation mit Angehörigen ist institutionalisiert.
- Man pflegt nach einem anerkannten Pflegesystem, z. B. Bezugspflege.

- Die Leistungen werden beschrieben und in Anlehnung an das jeweilige Pflegemodell mit entsprechenden sozialen und therapeutischen Angeboten verbunden und in ihren Ergebnissen überprüft.
- Die Pflegedokumentation spiegelt ein individuelles Bild des Bewohners wider.
- Die innerbetriebliche Kommunikation basiert auf gegenseitiger Wertschätzung.
- Die Leitungen und Mitarbeiter*innen sind für das Spezialgebiet der Pflege von Menschen mit Demenz fort- und weitergebildet und verfügen über entsprechende Kompetenzen, um anerkannte Kommunikationsmodelle und Interventionsmethoden anzuwenden.
- Die räumliche, personelle und sächliche Ausstattung der Einrichtung entspricht den gängigen Standards der Pflege und Betreuung von Menschen mit Demenz.
- Die Qualitätsprüfungen orientieren sich am neuen Pflegebegriff und bewerten die in Frage 20 beschriebenen Bereiche: Unterstützung bei Mobilität und Selbstversorgung, bei der Bewältigung krankheits-und therapiebedingter Anforderungen, bei der Gestaltung sozialer Kontakte, bei der besonderen Versorgungssituation und bewerten die Begleitung sterbender Menschen und ihrer Angehörigen in ihrem Ergebnis.
- Die Zusammenarbeit mit anderen Berufsgruppen bildet die Möglichkeit, sich als lernende Organisation im Interesse der Sache zu verstehen.

37. Frage: Welche Kommunikationsmodelle und Interventionsmethoden werden für die Pflege von Menschen mit Demenz verwendet?

- Der person-zentrierte Ansatz von Kitwood
- Die Validation nach Feil
- Die Integrative Validation nach Richard
- Die Basale Stimulation®
- Der milieutherapeutische Ansatz
- Das Normalitätsprinzip nach Lind
- Das psychobiografische Pflegemodell nach Böhm

38. Frage: **Was ist der person-zentrierte Ansatz nach Kitwood?**

Der person-zentrierte Ansatz wurde von Tom Kitwood entwickelt. Kitwood war Professor für Sozialpsychologie an der Universität Bradford und erarbeitete den person-zentrierten Ansatz zur Pflege und Betreuung von Menschen mit Demenz bereits in den 1980er-Jahren.

Person-zentrierter Ansatz nach Kitwood

Kitwood stellt das Personsein in den Mittelpunkt seines Modells. Er interpretiert das Personsein als einen Stand oder Status, der dem Einzelnen im Kontext von Beziehung und sozialem Sein von anderen gegeben wird. Nach Kitwood impliziert dieser Status Anerkennung, Respekt und Vertrauen. Bei einer demenziellen Erkrankung ist dieser Status bedroht. Das person-zentrierte Verständnismodell versteht die Demenz eines Individuums als eine Form der Behinderung, die infolge einer Interaktion von verschiedenen Ursachenkomplexen auftritt.

Kitwood beschreibt neben der neurologischen Ursache Faktoren wie Persönlichkeit, Biografie, körperliche Gesundheit und Sozialpsychologie als wichtige Einflüsse auf den Verlauf der Erkrankung. In diesem Zusammenhang hat das »Gegenüber« einen wichtigen Part zum Erhalt eines relativen Wohlbefindens trotz Erkrankung.

Häufig wird über Menschen mit Demenz gesagt, dass sich ihre Persönlichkeit verändert habe. Wenn ein sonst ruhiger, beherrschter Mensch wütend wird und vielleicht sogar aggressiv schimpft, glaubt die Umgebung oft, dass er sich verändert habe. Nach Kitwood können diese Wutausbrüche als psychische Abwehrreaktion gedeutet werden, die durch die Angst vor der Erkrankung, besonders zu Beginn des Verlustes der Eigenständigkeit, verursacht wird.

Kitwood fordert die besondere Beachtung der menschlichen Bedürfnisse nach Trost, Bindung, Einbeziehung, Beschäftigung, Identität und Liebe in der Pflege von Menschen mit Demenz.

39. Frage: **Was ist die Validation nach Feil?**

Validation kommt aus dem Englischen, wo das Wort »validity« Gültigkeit bedeutet. Validieren heißt also im weitesten Sinne »für gültig erklären«. Die Begründerin der Validation ist die Amerikanerin Naomi Feil, die in der ganzen Welt seit den 1980er-Jahren viele Veranstaltungen dazu angeboten hat. Als diplomierte Sozialarbeiterin erwarb sie ihre Kenntnisse zum Umgang mit desorientierten alten Menschen im Montefiore-Altenheim in Cleveland, das von ihrem Vater geleitet wurde.

Info

Validation nach Feil erklärt das Verhalten der Person als gültig. Für diese Person ist es ihre Realität und diese soll nicht korrigiert werden. Das bedeutet, das Verhalten darf nicht abgewertet werden; die Menschen müssen ernst genommen werden mit dem, was sie ausdrücken wollen. Auch wenn die demenziell veränderte Person z. B. ihre Eltern sucht, die lange verstorben sind, hat dieses Verhalten eine Bedeutung für die Person.

Feil ist der Ansicht, dass es immer einen Grund für das Verhalten der desorientierten Person gibt, weil die desorientierten Menschen das defekte logische Denken durch Gefühle ersetzen.

Wenn wir diese Interpretation des Verhaltens auf die Suche nach den Eltern übertragen, steckt dahinter das Bedürfnis nach Bindung. Die Person sucht die Menschen, die ihr Sicherheit und Geborgenheit gaben. Neben der Anerkennung des Gefühls der Verlassenheit und der Verzweiflung wird hier der direkte Bezug zum bindungssuchenden Verhalten deutlich.

Je bereitwilliger die Pflege- oder Betreuungsperson das Gefühl – in diesem Fall sogar die Notlage – des Betroffenen anerkennt, umso eher kann die demenziell veränderte Person sich verstanden fühlen. Validation erkennt, respektiert und bestätigt die Gefühle der Person. Um diese Bestätigungen zu erreichen, gibt es bestimmte Kommunikationstechniken, wie etwa das Spiegeln als nonverbale oder das Paraphrasieren als verbale Möglichkeit.

So kann sich durch ein entsprechendes empathisches Verhalten Vertrauen aufbauen, dass den Betroffenen dazu ermuntert, seine Gefühle auszudrücken. Feil wendet ihre Methode bei hochaltrigen desorientierten Personen an und unterscheidet vier »Aufarbeitungsphasen« in denen unterschiedliche Methoden der Kommunikation angewendet werden.

40. Frage: **Was ist die Integrative Validation® nach Richard?**

Die Integrative Validation (IVA)® wurde in den 1990er-Jahren von Nicole Richard entwickelt und beschreibt eine Umgangs- und Kommunikationsform in der Begleitung von Menschen mit Demenz.

Integrative Validation® nach Richard

Diese Methode stellt die Ressourcen des erkrankten Menschen in den Vordergrund und verfolgt das Ziel des »Begleitens im gelebten Augenblick«, in dem sich der Mensch mit einer Demenz angenommen fühlen soll. Das bedeutet, dass, ähnlich wie in der Validation von Feil, der demenziell erkrankte Mensch, so wie er ist, akzeptiert wird. Pflegekräfte können zwar nicht das Verhalten der Person ändern, aber ihre Wahrnehmung und somit auch ihre eigene Reaktion.

* Vgl. Richard, N. (2004). Die Integrative Validation. Brake: Prodos

Dazu muss das Gefühl oder auch die Motivation, die den Menschen zu seiner Handlung treibt, erspürt und wahrgenommen werden. Dann kann validiert werden.

Validieren heißt in diesem Fall, dass die Gefühle und Antriebe der demenziell veränderten Person in der jeweiligen Situation aufgenommen, akzeptiert und in einen Satz gefasst werden. Dieser Satz könnte – wenn jemand sehr unruhig ist – z. B. heißen: »Sie haben keine Ruhe mehr«. Der Satz wird sozusagen als »Echo« auf das Verhalten an die Person gegeben. Dieses Echo lässt sich durch eine Verallgemeinerung, durch Sprichwörter oder Lebensweisheiten – wie im Konzept der IVA beschrieben – verstärken. Auf den Satz »Sie haben kein Ruhe mehr«, könnte als Verallgemeinerung das Sprichwort »Müßiggang ist aller Laster Anfang« folgen.

Im vierten Schritt sieht die Integrative Validation® nach Richard vor, dass ein Lebensthema, berufsbezogene Antriebe und Schlüsselwörter für die demenziell veränderte Person gefunden, dokumentiert und für die tägliche Kommunikation genutzt werden.

41. Frage: **Was ist Basale Stimulation®?**

Die Basale Stimulation® ist eine sogenannte körperorientierte Interventionsform, die das Ziel hat, dass der mit dieser Methode angesprochene Mensch seine Wahrnehmung verändern kann. Diese Form der Intervention hat in der Pflege von Menschen mit Demenz eine große Bedeutung.

Diese Interventionsform wurde in der Arbeit mit schwerstbehinderten Kindern durch den Sonderpädagogen Andreas Fröhlich entwickelt. Christel Bienstein hat sie in den 1990er-Jahren in die Pflege übertragen.

Die Basale Stimulation®

Die Basale Stimulation® stellt eine pflegerische Möglichkeit dar, Menschen mit Aktivitäts- und Wahrnehmungsstörungen - schwerkranken, immobilen, schläfrigen oder demenziell veränderten Menschen - Angebote für ihre Wahrnehmung und damit für ihre Entwicklung zu machen. Hauptschwerpunkte der Methode sind die Bedeutung von Wahrnehmung, Bewegung und Kommunikation.

Die Grundlagen der Basalen Stimulation® beruhen auf allgemeingültigen Gesetzmäßigkeiten, die in jedem Menschen angelegt sind. Über neuronale Verbindungen bekommen wir Kontakt zur Umwelt, wir »registrieren«,

»verarbeiten« und »bauen« diese Erfahrungen in unser Gedächtnis ein. Das hält uns wach und aufmerksam. Um gesund zu bleiben, brauchen wir den Kontakt zu unserer Umwelt, den uns die Sinnesorgane und unsere Bewegungsfähigkeit ermöglichen. Da Bewegung und Sinneswahrnehmungen hoch empfindliche Systeme darstellen, wirken sich Einschränkungen nachhaltig aus. Wenn wir keine Anregungen mehr bekommen, besteht die Gefahr, dass wir uns immer weiter zurückziehen.

In der Arbeit mit schwer geistig und körperlich behinderten Kindern ging man lange davon aus, dass es ausreichend wäre, sie gut zu nähren, ihnen Schutz zu geben und sie sorgfältig körperlich zu betreuen. Fröhlich erkannte, dass diese Annahme falsch war. Er merkte, wie wichtig es ist, diese Kinder zu fördern. Er lehrte ein Umdenken und machte deutlich, dass die Reaktionsfähigkeit gefördert werden muss, wenn ein erkranktes Kind nicht in der Lage ist, Reaktionen zu zeigen. Über diese Form der Herangehensweise wird ein motorisch oder sensorisch eingeschränkter Mensch darin unterstützt, sich und seine Umgebung wahrzunehmen.

Bienstein erkannte Parallelen in der Pflege von Menschen, besonders im Wachkoma. Sie leitete in diesem Pflegebereich ebenfalls ein Umdenken ein und berichtete in Vorträgen und Publikationen von den positiven Auswirkungen der Basalen Stimulation für die Patienten. Die Basale Stimulation® wurde zu einem »Türöffner« für Patienten, die sich, durch diese Interventionsform gestützt, »ihrer Umgebung« anvertrauen konnten.

Unter Zuhilfenahme der GDS können wir nachvollziehen, dass Patienten mit einer Demenz vom Alzheimer-Typ in der letzten Phase der Leistungseinschränkungen auch ihre motorischen Fähigkeiten verlieren und Wahrnehmungsstörungen bekommen. Um sie vor einem »24-Stunden-Tag« ohne Anregungen zu bewahren, brauchen wir auch hier die Bereitschaft zum Umdenken und können uns die Erfahrungen von Fröhlich und Bienstein zunutze machen. Im Rahmen der pflegerischen Leistungen gehören die Methoden der Basalen Stimulation in den Leistungskatalog der Pflege.

Die Förderung durch Sinnesanregungen gehört schon in den frühen Phasen einer demenziellen Erkrankung zu den Pflege- und Betreuungsaufgaben.

4 Wege der Verständigung

42. Frage: **Was kennzeichnet eine erfolgreiche Kommunikation?**

Das Wort Kommunikation kommt aus dem Lateinischen (communicare) und bedeutet so viel wie »Teilen, mitteilen, teilnehmen lassen, gemeinsam machen, vereinigen.«

Der Kommunikationswissenschaftler Paul Watzlawick hat den Satz geprägt: *»Man kann nicht nicht kommunizieren.«* Das bedeutet, auch wenn wir nicht miteinander reden, teilen wir etwas mit.

Wir unterscheiden die verbalen (sprachlichen) und nonverbalen (Gestik, Mimik Körperhaltung) Kommunikationsmöglichkeiten.

Kommunikation beinhaltet, vereinfacht gesagt, einen Mitteilungsaustausch zwischen mindestens zwei komplexen Systemen. Der Erfolg des Dialogs hängt vom Erkennen der Mitteilungen ab. Dieser Prozess ist vom Wissen der Beteiligten über Kommunikation und ihre Wahrnehmungskompetenz geprägt. Nur wenn sich die Partner der unterschiedlichen Mitteilungsebenen ihrer übereinstimmenden oder unterschiedlichen Sprachcodes bewusst sind und sie ihre Zeichen erkennen und begreifen, entsteht eine erfolgreiche Kommunikation.

Ein Beispiel: Stellen sie sich vor, Sie sind in einem fremdsprachigen Land, vielleicht sogar mit japanischen oder chinesischen Schriftzeichen und haben Ihre einheimische Reisebegleitung verloren. Ihr Handy liegt im Hotel, dessen Namen Sie nicht mehr wissen. Sie suchen nach einer Möglichkeit der Verständigung mit einem am Straßenrand stehenden Polizisten, damit er ihnen hilft, entweder ihre Reisebegleitung oder das Hotel wieder zu finden.

Wahrscheinlich wünschen Sie sich nichts sehnlicher als einen Menschen, der Ihre Hilflosigkeit wahrnimmt und Ihnen weiterhilft. Aber er müsste schon eine Sprache sprechen, die Sie auch kennen!

43. Frage: Welche Gesprächstechniken sollten für die Begleitung von Menschen mit Demenz bekannt sein?

- Zuhören
- Aktives Zuhören
- Paraphrasieren
- Spiegeln
- Zusammenfassen

Folgende Unterschiede gehören zu den Techniken:
- **Zuhören** ist schwieriger, als es auf den ersten Blick erscheinen mag. Tatsächliches Zuhören beinhaltet nämlich, dass ich dem Gesprächspartner nicht nur meine Ohren zur Verfügung stelle, sondern mit meiner gesamten Wahrnehmung und Konzentration beteiligt bin.
- Eine Steigerung liegt im **Aktiven Zuhören**. Wenn ich diese Methode einsetze, bestätige ich dem Gesprächspartner durch Kopfnicken oder ein »hm« oder »ja«, dass ich ihn gehört habe. Ich kann weitere bestätigende Aussagen, wie etwa, »hab ich verstanden …«, in das aktive Zuhören einfügen. Es ist sogar möglich, offene Frage zu stellen, z. B. »Mögen Sie mehr darüber sagen?«, um den Gesprächspartner zu ermutigen, mehr zu erzählen.
- **Paraphrasieren** bedeutet, die Worte des Gegenübers noch einmal mit eigenen Worten zu wiederholen. Indem wir dies tun, ermöglichen wir es dem Gesprächspartner, seine Aussage aus einer etwas anderen Sicht er-

neut zu betrachten und klarer zu sehen. Die Wiederholung mit eigenen Worten könnte etwa sein »Sie haben Schmerzen im ganzen Körper?«, wenn vorher die Aussage kam: »Mir tut alles weh«.

- Das **Spiegeln** ist dem Paraphrasieren ähnlich, geht aber noch darüber hinaus. Beim Spiegeln greifen wir nicht nur das Gesagte auf, sondern passen uns als Gesprächspartner der Stimmungslage, die hinter dem Gesagten steckt, an und spiegeln mit unserer Tonlage und Gestik, Mimik und Körperhaltung das, was in den Aussagen mitschwingt.
- **Zusammenfassen** bedeutet, dass wir nach einem längeren Gesprächsabschnitt den Kern des Gesagten noch einmal zusammenfassen und damit dem Gesprächspartner vermitteln, wie das Gesagte verstanden worden ist.

44. Frage: Wo liegen die größten Schwierigkeiten in der Kommunikation mit Menschen mit Demenz?

Das größte Problem liegt für Personen mit einer fortgeschrittenen Demenz im Erkennen der Mitteilung. Es existieren häufig keine entsprechenden Konzepte mehr, um die Worte anderer zu entschlüsseln. Bilder zu dem, was der andere sagt, können nur schwer gebildet werden. Oftmals vermischen sie sich mit falschen Bildern.

Ein Beispiel: Zu dem Appell bei der täglichen Körperpflege: »Frau N., nehmen Sie mal den Waschlappen«, entsteht keine Vorstellung, weil es keine Vorstellung des Waschlappens mehr gibt. Es kann auch sein, dass ein ganz anderes Bild vor dem inneren Auge von Frau N. erscheint, das nicht unbedingt etwas mit einem Waschlappen zu tun haben muss.

Wenn richtige Bilder entstanden sind, entgleiten sie häufig schnell wieder. Jenny Powell hat für dieses Phänomen ein Sinnbild (Metapher) entworfen: »Es ist wie der Versuch, feinen Sand in der Hand zu halten. Er rinnt zwischen den Fingern davon.«[19]

[19] Vgl. Powell, J. (2005). Hilfen zur Kommunikation bei Demenz. Köln: KDA

In der Verständigung mit einer Person, die eine leichte Demenz hat, gibt es kaum Schwierigkeiten, alte Erinnerungen aus der Zeit vor der Demenz abzurufen. Vielleicht kann die Person sich sogar daran erinnern, wie sie mit ihren Geschwistern im Waschzuber gebadet wurde, doch die neuere Erinnerung, z. B. an die Körperpflege am gestrigen Morgen, ist nicht mehr im Gedächtnis. Inzwischen weiß man, dass es nicht unbedingt am Vergessen liegt, sondern ebenso auch daran, dass dieses alltägliche Ereignis nicht registriert wurde. Je weniger die Sinne – in diesem Fall mithilfe der Lieblingsseife oder des Parfums, evtl. durch ein Lied, vorgewärmte Handtücher etc. – angesprochen worden sind, umso schneller geht das Ereignis verloren.

45. Frage: **Was ist Kontakt?**

»Sobald ein Mensch auf diese Erde kommt, ist Kommunikation der größte Einzelfaktor, der darüber entscheidet, welche Art von Beziehungen er mit anderen eingeht und was ihm widerfährt.«[20] Gerade in der Begleitung von Menschen mit Demenz ist die Kontaktaufnahme ein zentraler Punkt für die Verständigung. Im Ansatz der person-zentrierten Pflege nach Kitwood wurde die Aussage »Kontakt vor Funktion« geprägt.

Der Begriff »Kontakt« (aus dem Lateinischen contingere = berühren übernommen) unterscheidet die drei Ebenen:

1. Kontakt im Allgemeinen
2. Sozialer Kontakt
3. Körperkontakt

[20] Vgl. Satir, V. (2003). Familienbehandlung. Kommunikation und Beziehung in Theorie, Erleben und Therapie. 10.Aufl. Freiburg: Lambertus

Unter **Kontakt im Allgemeinen** wird in der Psychologie das gegenseitige »In-Beziehung-Treten« zweier oder mehrerer Individuen, also ihre Interaktion, verstanden. Kontaktfähigkeit besteht darin, anderen Menschen mit angemessener Offenheit und Achtung zu begegnen und ihr Verhalten situationsgerecht zu interpretieren.

Im sozialen Kontakt nutzen wir den Blickkontakt, der eine erste Orientierung im zwischenmenschlichen Kontakt ermöglicht. Erwidert mein Gegenüber meinen Blick, wird ein Interesse am Kontakt erkennbar. Die Mimik, vielleicht noch verstärkt durch Gesten, kann mich in der Kontaktaufnahme ermutigen. Über ein Nichteingehen auf diesen Blickkontakt wird mir auf der nonverbalen Ebene signalisiert, dass, aus welchem Grund auch immer, kein Interesse besteht. Wir sind besonders in der Pflege und Betreuung von Menschen gefordert, die Signale zu deuten und das eigene Handeln daran zu orientieren.

Wenn der Kontakt erwünscht ist, kann die Begrüßung noch – wie bei uns üblich – durch ein Handgeben oder gegenseitiges Händeschütteln unterstrichen werden. Das Gleiche gilt auch für die Verabschiedung. Für Menschen mit einer demenziellen Erkrankung kann dieses Ritual eine wichtige Orientierung sein. Wir sprechen in diesem Fall von Grußkontakt.

Bei Grußhandlungen findet bereits ein **Körperkontakt** statt. Körperkontakt bezeichnet die aktive oder passive Berührung des eigenen oder fremden Körpers. Die Intensität reicht dabei von der sanften Berührung bis zum starken Druck.

Menschen zeigen in ihren Bedürfnissen ein grundsätzliches Verlangen nach Körperkontakt, als besondere Form des interpersonellen Kontaktes. In vielen Kulturen kommt es zur Begrüßung, besonders bei vertrauten Personen, zu einem Körperkontakt. Neben dem Händedruck ist es in verschiedenen Kulturen üblich, sich zu umarmen oder auf die Wange zu küssen.

Aus der Behindertenpädagogik, Psychologie, Stress- und Hirnforschung ist bekannt, dass kein Lebewesen auf Dauer ohne Berührung und Kontakt existieren kann. Körperkontakt ist z. B. in der Eltern-Kind-Bindung für die positive Entwicklung lebenswichtig.

Beim Trösten spielt der Körperkontakt eine bedeutsame Rolle. Streicheln, sich miteinander wiegen, tröstende Worte sagen etc. sind Formen des Umgangs, die von den Bezugspersonen eingesetzt werden, wenn Menschen Trost benötigen.

In der Pflege kommt es zu zahlreichen Körperkontakten, z. B. bei der Unterstützung der Lebensaktivität »sich pflegen können«. Gerade in der professionellen Rolle müssen wir bedenken, dass Berührungen auch dann die Einwilligung des Gegenübers erfordern, wenn wir als Pflegekraft bekannt sind. Vielleicht verkennt die demenziell erkrankte Person die Situation oder wir werden sogar als bedrohlich wahrgenommen.

Die Routine enthält besonders bei der Unterstützung der Körperpflege viele Gefahren, da Handlungen enthalten sind, die von der zu pflegenden Person als respektlos bewertet werden können.

Wir kennen aus dem Konzept der Basalen Stimulation® die Grundprinzipien der Berührung, die auch den wechselnden Bedarf an Berührung mit einschließen.[21] (Vgl. ▶ Kap. 10)

46. Frage: **Was ist der »Diana-Effekt«?**

Der »Diana-Effekt« ist ein Phänomen, das vom Kuratorium Deutsche Altershilfe aufgegriffen und im »KDA Qualitätshandbuch Leben mit Demenz« veröffentlicht wurde. Lady Diana, Princess of Wales, wurde nach ihrem Tod als »Königin der Herzen« bezeichnet.

[21] Vgl. Bienstein, C. & Fröhlich, A. (2012). Basale Stimulation in der Pflege. Seelze: Kallmeyer

Als man sich Gedanken über ihre besondere Beliebtheit machte, stieß man in ihrer Biografie auf eine Notiz, die Aufschluss gab: Diana hatte während ihrer Schulausbildung einen Kurs besucht, in dem es um die Kontaktaufnahme mit Menschen mit Behinderungen ging.

Prinzessin Diana setzte bei ihren öffentlichen Auftritten die Regeln, Augenkontakt, wertschätzende Ansprache und vorsichtige Berührung, konsequent und erfolgreich ein. Dieses Muster der Kontaktaufnahme lässt sich direkt auf die Begleitung von Menschen mit Demenz übertragen.

47. Frage: Wie stellt man den Kontakt zum demenziell veränderten Menschen her?

Stellen Sie Augenkontakt her. Gehen Sie unter Umständen dazu in die Hocke.

Sprechen Sie wertschätzend mit dem Klienten, fühlen Sie sich in seine ein; selbstverständlich erfolgt die Anrede mit dem Nachnamen. Beobachten Sie dabei genau die Reaktionen und nonverbalen Signale und finden Sie heraus, ob Ihre Kontaktaufnahme willkommen ist.

Geben Sie der Person zur Begrüßung die Hand und achten Sie auf alles, was die Person Ihnen signalisiert, z. B. Zeichen des Erkennens, der Freude oder eher der Abneigung. Wenn Letzteres geschieht, ist es wohl nicht der richtige Zeitpunkt und Sie müssen es später noch mal versuchen.

Bei einer sehr schweren demenziellen Erkrankung führen Sie eine Initialberührung im Bereich des Oberarms oder der Schulter aus, da der Kontakt über einen Händedruck häufig nicht mehr wahrgenommen wird.

48. Frage: Was setzt die »Begegnung auf Augenhöhe« voraus

Die »Begegnung auf Augenhöhe« hat den Beliebtheitsgrad von Lady Di entscheidend beeinflusst. Sie ist mit den Menschen in Kontakt gekommen. Das bedeutet, dass die Haltung (sowohl die körperliche als auch die geistige) der Pflege- oder Betreuungskraft entscheidend dazu beiträgt, ob ein Kontakt zustande kommt. Diese Haltung lässt sich erlernen.

Menschen mit einer Demenz brauchen andere Menschen zur Unterstützung bei der Befriedigung ihrer Grundbedürfnisse. Durch die Nähe der Menschen erfahren sie Sicherheit und Geborgenheit. Gerade wenn man nicht immer weiß, wer man ist und wo man ist, ist man darauf angewiesen, dass einem andere immer wieder bestätigen, wer man ist und wer man war. Diese Bestätigung geschieht über die Kontaktaufnahme zum und mit anderen Menschen.

Über das »Wie« der Kontaktaufnahme kann die Pflege- oder Betreuungskraft ihren Respekt vor der Person verdeutlichen und darüber zum Erhalt des Selbstwertgefühls beitragen. Über Rückmeldungen von Teilnehmer*innen aus meinen Seminaren weiß ich von gelungenen Begegnungen, die über den gezielten Einsatz des »Diana-Effektes« zustande gekommen sind.

49. Frage: Was sind die Grundprinzipien der klientenzentrierten Gesprächsführung nach Rogers?

- Wir versuchen, uns in unseren Gesprächspartner einzufühlen und ihn zu verstehen.
- Wir bringen unserem Gesprächspartner Wertschätzung entgegen und akzeptieren ihn so, wie er ist.
- Wir begegnen unserem Gesprächspartner offen, ohne Fassade. Unsere nach außen sichtbare Stimmungslage stimmt mit unserer inneren Befindlichkeit überein. Wir sind »kongruent«.

50. Frage: Wie lassen sich Verständigungs- und Pflegekonzepte miteinander verbinden?

Es ist unumstritten, dass die Hauptprobleme bei einer fortgeschrittenen Demenz die Desorientierung und die Kommunikationsprobleme des Betroffenen sind.

Bei den Pflege- und Betreuungskonzepten geht es um eine wertschätzende Haltung bei jeder Pflegehandlung und Begegnung. Von besonderer Bedeutung ist bei zunehmender Desorientierung die Methode der Validation. Über einfache, aber nicht wertende Fragen (Nicht nach dem »Warum« fragen!) wird auf die Stimmung der demenziell erkrankten Person eingegangen und damit Wertschätzung vermittelt.

Man lässt die erkrankte Person nicht einfach »daher reden«, sondern greift ihre Aussagen auf. Mit entsprechenden Kommunikationsmethoden wird die Person dort abgeholt, wo sie gerade ist; je nachdem, was aus ihrem Verhalten an Gefühlen aufgenommen und gedeutet werden kann.

> Wenn die Demenz so weit fortgeschritten ist, dass Sprache immer weniger als Ausdrucksmittel zur Verfügung steht, kommt es darauf an, sich am nonverbalen Ausdruck der erkrankten Person zu orientieren.

Man muss lernen, die Laute und Rhythmen der erkrankten Person aufzunehmen. Es ist hilfreich, wenn die Pflege- oder Betreuungskraft sich darauf einlassen kann, den Rhythmus und die Laute zu spiegeln und die Gefühle, die sie bei der erkrankten Person wahrnimmt, im Kontakt mit ihr verbalisiert.

Die Basale Stimulation® erschließt neue Ebenen der Begegnung. Dieses Angebot spricht den ganzen Menschen an. Über positive Sinneserfahrungen kann die Person angeregt oder auch beruhigt werden.

Solange die Bewegungsfähigkeit erhalten ist, sind für das Erreichen der emotionalen Ebene Gruppenaktivitäten wie Tanzen, Singen, Kochen oder gemeinsame Spaziergänge ideal. Hier werden Zuwendung und Freude am gemeinsamen Erleben vermittelt.

Wenn die demenziell erkrankte Person immobil wird, muss neben den besonderen Interventionsformen über andere Formen des Wohnens im Altenpflegeheim nachgedacht werden (▸ Kap. 7).

51. Frage: **Was bedeutet Interaktion?**

Definition **Interaktion**

Unter dem Begriff »Interaktion« versteht man den gegenseitigen sozialen Austausch zwischen Personen und Gruppen. Interaktion bedeutet nicht, dass ich nur auf die Signale, die eine Person sendet, reagiere (Reiz-/Reaktionsmuster), sondern dass ich die Bedeutungen, die in dieser Situation liegen, erfasse.

Ein Beispiel: Eine Heimbewohnerin klopft mit ihrem leeren Glas auf den Tisch und murmelt undeutliche Worte. Sie schüttelt mit dem Kopf, ihr Gesichtsausdruck ist ernst. Die Pflege- oder Betreuungskraft geht in Kontakt mit dieser Frau: Dazu geht sie auf Augenhöhe, sucht Blickkontakt und spricht sie an. Sie erfasst die Bedeutung der Situation und verbalisiert das Gefühl dieser Frau, das sie wahrnimmt. Sie lässt ihr Zeit, mit ihr als Pflege- oder Betreuungskraft in Kontakt zu kommen. Je nach Ursache für das Verhalten wird dann eine tröstliche Unterstützung für diese Frau gegeben. Es kann sein, dass schon die Ansprache die Situation der Frau entspannt. Vielleicht braucht sie ein Getränk, vielleicht einen Platzwechsel oder möchte eine Beschäftigung. Wenn sie sich nützlich machen möchte, ist sie wahrscheinlich froh, wenn sie der Präsenzkraft beim Eindecken des Tisches helfen kann. Wenn sie mit ihrem Verhalten deutlich machen möchte, dass sie Luft und Wind spüren will, kann ihr ein Rundgang im Garten gut tun, etc.

Wichtig ist, dass die Frau erlebt, dass sie wahr- und ernst genommen wird. Ihre Reaktion bestimmt den Verlauf des weiteren Interaktionsprozesses.

52. Frage: **Was sind »Positive Interaktionsformen«?**

Kitwood hat den Einfluss des menschlichen Umgangs in engen Zusammenhang zum Personsein gesetzt. Er geht sogar noch einen Schritt weiter und erläutert, dass das Pflegeverständnis der Institution und ihrer Mitglieder entscheidend dafür ist, wie ein an Demenz erkrankter Mensch seine Lebensqualität empfindet.

Positive Interaktionsformen sind:

- **Erkennen und Anerkennen:** Man begegnet der Person mit einer offenen und wertschätzenden Haltung und geht davon aus, dass alles Gesagte für die Person eine Bedeutung hat. Die Person wird durch achtsames Zuhören anerkannt.
- **Verhandeln und Aushandeln:** Man ermöglicht der Person die Kontrolle über die Situation, indem man mit ihr verhandelt, ihre Wünsche und Bedürfnisse anerkennt und ihre Vorlieben berücksichtigt.
- **Zusammenarbeiten:** Die Person bekommt Angebote, sie kann sich nützlich machen und wird im eigenen Handeln unterstützt.
- **Zwecklosigkeit und Spiel:** Das Spiel hat eine große Bedeutung, da dadurch eine große Entspannung entstehen kann. Die Betonung liegt in dieser Interaktionsform auf dem Wort »zweckfrei«. Im Spiel geht es nicht um einen Wettbewerb und auch nicht um ein Gedächtnistraining, sondern lediglich um eine Atmosphäre, die von entspanntem Kontakt geprägt sein soll. Spielideen: Kartenspiele, Wortspiele, das Ergänzen von Reimen oder Sprichwörtern, alte Brettspiele etc.
- **Feiern und sich freuen:** Das Feiern, z. B. von Geburtstagen oder anderen jahreszeitlichen Festtagen oder christlichen Feiertagen, hat für alte Menschen eine große Bedeutung. Im heiteren, humorvollen Miteinander lassen sich schöne gemeinsame Stunden verbringen.

Menschen mit einer demenziellen Erkrankung haben zwar kognitive Defizite, aber ihre Emotionalität ist erhalten. Das Gefühl wird über die Sinne angesprochen.

Der elementarste Zugang zu einer Person erfolgt unmittelbar über die Möglichkeiten der sinnlichen Wahrnehmung. Die fünf Sinne (Sehen, Riechen, Schmecken, Hören, Fühlen) sind die »Türen« der Wahrnehmung. Über die Sinne spreche ich den ganzen Menschen an. Besonders im fortgeschrittenen Stadium einer Demenz können die Erinnerungen an Worte vollständig verloren gehen, aber ich erreiche den Menschen über die Sinne.

Alles, was über die Sinne »eintritt«, kann empfunden, weiterverarbeitet und in den Speicher der Erinnerung abgelegt werden. In jedem wach gerufenen Sinneseindruck und in jedem wiederbelebten Gefühl steckt ein Stück Identität und Kontinuität der Person.[22]

---

[22] Vgl. Stuhlmann, W. (2011). Demenz braucht Bindung: Wie man Biographiearbeit in der Altenpflege einsetzt. München: Reinhardt

5 Biografie als Schlüssel zur Verständigung

53. Frage: **Was heißt eigentlich Biografie?**

Das Wort Biografie kommt aus dem Griechischen (bios & das Leben und graphein & schreiben). Wir verstehen unter Biografie eine Lebensbeschreibung, die objektives Erleben, dokumentierte Ereignisse aus der Lebensgeschichte und durch Erzählungen erfahrene Anteile miteinander verbindet.

Info

Die Biografie unterscheidet sich vom Lebenslauf. Der Lebenslauf ist eine chronologische Abfolge von Daten, sagt aber nichts darüber aus, wie die einzelnen Lebensphasen erlebt worden sind.

54. Frage: Was wird im pflegerischen Sinne unter Biografiearbeit verstanden?

Definition **Biografiearbeit**

Im pflegerischen Sinne meint Biografiearbeit die Arbeit »mit und an« der Biografie des Menschen. Die Biografiearbeit verfolgt im Pflegeprozess das Ziel, die einzigartige Persönlichkeit eines Menschen wahrzunehmen. Besonders bei den Menschen, die nicht mehr in der Lage sind, sich darzustellen, fördert diese Arbeit das Verständnis für die individuelle Prägung.

Die Lebensgeschichte, eng verwoben mit der Zeitgeschichte, ist eine »Schatzkiste« für das Verstehen der Menschen mit demenziellen Erkrankungen. Die Lebensgeschichte und ihre subjektive Verarbeitung ist etwas ganz Persönliches, sodass der Anspruch, der in der Biografiearbeit liegt, sorgfältig reflektiert werden muss. Die Reflexion beinhaltet immer ein Nachdenken über eine vergangene Situation. Damit ist gemeint, dass die Situation noch einmal von allen Seiten beleuchtet wird, um sie besser zu verstehen und aus ihr lernen zu können.

Beim Einsatz von Biografiearbeit gibt es zumindest die Gefahr, dass über Lebensläufe Urteile und Wertungen getroffen werden, die für die betreffende Person mit Nachteilen verbunden sein können. Umso wichtiger erscheint es, ähnlich wie in der Pädagogik zu überlegen, welche Zielsetzungen mit dieser Arbeit verbunden werden. Wenn, wie beschrieben, die pflegerische Zielsetzung damit verbunden ist, die einzigartige Persönlichkeit des zu pflegenden Menschen wahrzunehmen, muss gleichzeitig auch die Akzeptanz der Person zum Thema gemacht werden.

55. Frage: Welche Informationen gehören zur Biografiearbeit?

Informationen

- zur Person und zur Familie
- über die Lebensumstände in Kindheit, Jugend und Erwachsenenalter
- über persönliche Ereignisse wie Heirat, Geburt von Kindern, berufliche Erfolge
- über traumatische Erfahrungen wie Krieg, Flucht, Gefangenschaft oder andere Formen der Gewalt
- zur kulturellen Prägung (z. B. auf dem Land oder in der Stadt gelebt zu haben)
- über religiöse Bindungen
- über politische und gesellschaftliche Einflüsse, über den sogenannten »Zeitgeist« im Jugend- und Erwachsenenalter, der das Frauen-/Männerbild, den Erziehungsstil und die Vorstellungen von Prinzipien geprägt hat

Info

Wichtig ist allerdings, dass es bei der Biografiearbeit nicht um das Zusammentragen der Informationen allein geht, sondern viel stärker um das Erleben, das die jeweilige Person mit ihren Lebenserfahrungen verbindet.

Jeder Krieg enthält traumatische Erfahrungen, die aber im Rückblick sehr unterschiedlich bewertet werden. Vielleicht leidet eine Person noch schrecklich unter dem Erlebten; eine andere Person verbindet damit das Glück, dass sie und alle ihre Lieben dieses Geschehen unverletzt überlebt haben.

Wie beschrieben muss es in der pflegerischen Zielsetzung darum gehen, das Verhalten der Person zu deuten und Möglichkeiten zur Zusammenarbeit zu finden.

56. Frage: Warum hat die Biografie eine so große Bedeutung für die Pflege von Menschen mit Demenz?

Prägungsphänomene in der Kindheit sind der Schlüssel zum verstehenden Umgang mit alten – besonders mit demenziell veränderten – Menschen. Jeder Mensch ist von einer bestimmten Region, Kultur, Religion, Mutter-sprache etc. geprägt worden. Seine Erlebnisse und Handlungen und die damit verbundenen Gefühle beeinflussen seinen Lebensstil bis ins hohe Alter hinein. Es ist besonders die vom Menschen persönlich erlebte Geschichte, aus der herausragende Ereignisse wie Schuleintritt, Konfirmation oder Kommunion, Lehre, Heirat, die Geburt der Kinder lange erinnert werden.

Menschen mit Demenz fällt es im Verlauf der Erkrankung immer schwerer, sich zurechtzufinden und situationsgerecht zu verhalten. Situationsgerechtes Handeln fällt ihnen immer schwerer. Sie spüren, wie die Menschen in ihrer Umgebung irritiert und oftmals auch ablehnend auf ihr Verhalten reagieren.

Wenn wir durch eine durchdachte Pflegebeziehung für Entspannung sorgen können, entwickelt sich für die betroffenen Menschen eine neue Lebensqualität.

Info

Für Menschen mit einer Demenz stellt die Erinnerung an ihre Vergangenheit eine wichtige Ressource dar. Das Langzeitgedächtnis mit seinen gut gespeicherten Informationen bleibt auch bei einem zunehmenden Leistungsverlust des Gedächtnisses lange erhalten. Dort findet der Mensch Orientierung.

In der Integrativen Validation® benutzt man das Sinnbild (Metapher) einer Bibliothek, in der Buchrücken aneinandergereiht sind. Unter diesen Buchrücken gibt es eine Zeitleiste. Bei einer Demenz können die Bücher in der jüngeren Vergangenheit nicht mehr genutzt werden. Die in der Lebenszeit weiter zurückliegenden Bücher stehen dagegen noch im Regal, sodass sie entsprechend »gezogen« und »angeschaut« werden können. Diese Metapher macht deutlich, wie wichtig es ist, Anteile der »Lebensbibliothek« zu kennen, um den Menschen besser verstehen zu können.

Gerade dann, wenn jemand in eine stationäre Einrichtung einzieht, kann es passieren, dass er mit seinen Erinnerungen allein bleibt. Er wird ständig aufgefordert, sich der neuen Lebenssituation anzupassen, die zunächst kaum Vertrautes enthält. Ohne einen person-zentrierten Ansatz der Pflege- und Betreuungskräfte würde das Identitätsgefühl immer stärker verloren gehen.

Wir wissen aus der Kommunikation mit Menschen, die eine mittelschwere bis schwere demenzielle Erkrankung haben, dass die »Jetztzeit« nicht mehr wichtig erscheint, sondern die Gefühle und die Erlebnisse der Vergangenheit Möglichkeiten bieten, um sich mitzuteilen und erkennbar zu machen, wer man ist.

Fazit

Die Biografiearbeit trägt dazu bei, das Identitätsgefühl einer Person zu stärken. Biografiearbeit erfüllt außerdem die wichtige Funktion, besonders zu Beginn einer demenziellen Erkrankung, in der Rückbesinnung auf das bisher geführte Leben Erfolge und Lebensleistungen zu sehen und anzuerkennen.

57. Frage: Gibt es eine biografische Erklärung dafür, wenn jemand nachts seinen Kleiderschrank ausräumt?

Ja. Tatsächlich lässt sich dieses, auf den ersten Blick ungewöhnliche Verhalten, recht gut erklären.

Ein Beispiel: Die Altenpflegerin im Nachtdienst findet Frau B. auf dem Boden liegend vor, der Kleiderschrank steht weit offen, alles ist durchwühlt. Die Altenpflegerin ist erschrocken über das Bild, das sich ihr bietet. Was ist geschehen?

Frau B. ist eine alte Dame, die wegen einer demenziellen Erkrankung (Demenz vom Alzheimer-Typ) seit zwei Jahren im Altenpflegeheim lebt. Entsprechend der GDS hat sie mittelschwere Leistungseinbußen, Skala 5. Sie wird in der Nacht von ihrem Harndrang wach und will zur Toilette. Da sie eine Schutzhose trägt, kann sie diese nicht wie einen Slip herunterstreifen. So wird sie zunehmend aufgeregter und irgendwann ist das Bett nass. Als Hausfrau und Mutter beschließt sie, sofort das Bett abzuziehen und für frische Wäsche zu sorgen. Sie sucht in »ihrem« Schlafzimmerschrank, wo früher mal die Aussteuer lag, nach Bettwäsche, findet aber nichts. Da die gesamte Prozedur etwa zwei Stunden gedauert hat, wird sie müde und schläft erschöpft auf dem Bettvorleger ein.

- Frau B. handelt aus ihrer Sicht also logisch. Sie will die Toilette benutzen. So hat sie es in ihrer Kindheit gelernt. Der »Schlüpfer« hat allerdings keinen Gummizug, wie sie es eigentlich kennt, sodass sie große Schwierigkeiten hat, ihn herunterzustreifen.
- Weil das Bett nass ist, will sie dieses »Malheur« schnell beheben.
- Leider ist im Wäscheschrank keine Bettwäsche. Dieser Verlust ist für Frau B nicht zu fassen, denn sie war so stolz auf ihre »Damast«-Bettwäsche, die sie sich von ihrem ersten Geld, das sie als Verkäuferin verdient hat, gekauft hatte.
- Sie hat fast zwei Stunden nach der Wäsche gesucht, bis sie sich vor Müdigkeit nicht mehr auf den Beinen halten konnte und eingeschlafen ist.

58. Frage: Welche Formen der Biografiearbeit werden in der Altenpflege unterschieden?

Wir sprechen in der Altenarbeit
- von Biografiearbeit,
- Erinnerungsarbeit und
- dem sogenannten Reminiszieren, dem Auffrischen angenehmer Erinnerungen.

Bei der **Biografiearbeit** handelt es sich um ein strukturiertes Verfahren, bei dem Informationen aus dem Leben des Bewohners gesammelt, ausgewertet und für die Betreuung genutzt werden. Wie in der ▶ 53. Frage beschrieben, werden Informationen zur Familien- und Lebensgeschichte, zur Lebenswelt, zu kulturellen Prägungen, Vorlieben, Abneigungen etc. zusammengetragen und für den Beziehungsaufbau und zur Beziehungsgestaltung zum pflegebedürftigen Menschen genutzt.

Unter **Erinnerungsarbeit** wird das Erinnern lebensgeschichtlicher Ereignisse verstanden. Es geht darum, Erinnerungen anzustoßen, zu beleben und auszutauschen. Wir unterscheiden die gesprächs- und die aktivitätsorientierte Erinnerungsarbeit: Zur gesprächsorientierten Form der Erinnerungsarbeit zählen Einzel- und Gruppengespräche. Die Themen werden so ausgewählt, dass sie mit der Lebensgeschichte der Person in Verbindung stehen: Schulzeit, Kinderspiele, aber auch Geschwister, Familienleben, Jahresfeste oder Familienfeiern.

Besonders bei Gruppengesprächen hat sich gezeigt, dass viel Lebendigkeit entsteht, wenn Erfahrungen aus der Kindheit angesprochen werden. Häufig werden auch Personen, die sonst eher zurückhaltend sind, plötzlich wach und aufmerksam, wenn sie nach ihren Erinnerungen gefragt werden oder sich einbringen können.

Die aktivitätsorientierte Erinnerungsarbeit steht in Verbindung zu Tätigkeiten. Es geht um Angebote, bei denen sich die Menschen mit ihren bisher gewohnten Tätigkeiten einbringen können. So kann die Hausfrau helfen, den Tisch zu decken oder Kartoffeln zu schälen. Bei Männern ist die Vergabe von Aufgaben weitaus schwieriger. Aber auch in stationären Einrichtungen gibt es inzwischen biografieorientierte Angebote, die vom aufgestellten Auto für die Autowäsche bis zur Mithilfe bei gärtnerischen oder handwerklichen Arbeiten reichen.

Auch ein Museumsbesuch oder das Aufsuchen historischer Plätze kann im Rahmen aktivitätsorientierter Erinnerungsarbeit stattfinden.

Das **Reminiszieren** nimmt eine Sonderstellung ein. In dieser Form der Erinnerungspflege sollen in erster Linie positive Emotionen geweckt werden, um Traurigkeit zu vermeiden. Es wird ähnlich wie bei der Erinnerungsarbeit mit Fotos, Gegenständen, Materialien, Musik etc. gearbeitet, die so gewählt werden, dass die Person damit positive Erinnerungen in Verbindung bringen kann. Das setzt voraus, dass bereits viel über die Person oder sogar die Gruppe bekannt ist.

59. Frage: Wie lässt sich Biografiearbeit mit einer Anregung der Sinne verbinden?

Gerade in der Pflege und Betreuung von Menschen mit demenziellen Erkrankungen hat es sich bewährt, wenn zusätzlich die Sinne angesprochen werden. Ein herumgereichtes kleines Bündel Heu, an dem man riechen kann, ruft ganz andere Erinnerungen wach, als wenn nur davon erzählt wird.

Wir sprechen in der Anregung der Sinne auch von sogenannten **Triggern** (Erinnerungsschlüssel), die Erinnerungen wachrufen können. Das können Essensgerüche sein, die an bestimmte Feste erinnern, oder Gerüche von Sonnencreme, die einen Ferientag an der Ostsee wieder aufleben lassen … Natürlich können Trigger auch unangenehme Erinnerungen auslösen.

In den Zusammenhang der Erinnerungsschlüssel gehören auch die Lieder, durch die Menschen mit demenziellen Erkrankungen angeregt werden und die unbestritten – gemeinsam gesungen – eine Atmosphäre des Vertrauens schaffen. In den Küchenliedern von früher spiegelt sich häufig die Lebenswelt einer ganzen Frauengeneration wider.

Info

Unbestritten ist die Musiktherapie in besonderen Maße in der Lage, Begegnungen zu gestalten und Umwelten zu erzeugen, die Wohlbefinden und Lebensqualität unter demenziellen Bedingungen zu ermöglichen.*

* Vgl. Sonntag J (2013): Demenz und Atmosphäre. Mabuse, Frankfurt

60. Frage: **Welche politischen Ereignisse des letzten Jahrhunderts sollten einer Pflegefachkraft, die mit demenziell erkrankten Menschen arbeitet, bekannt sein?**

Geschichte umfasst politische, soziale und wirtschaftliche Ereignisse, die unser Denken und Handeln berühren. Unsere Normen und Werte werden neben der persönlichen Lebensgeschichte durch diese zeitgeschichtlichen Ereignisse geprägt. Es ist wichtig, dass eine Pflegefachkraft, die für die Gestaltung des Pflegeprozesses verantwortlich ist, politische Ereignisse aus der Lebenszeit alter Menschen in Deutschland kennt, um Lebenserinnerungen oder Lebensprägungen zu verstehen.

Einige Stichworte

Drittes Reich und Nationalsozialismus mit Judenverfolgung und der Errichtung von Konzentrationslagern, Pflichtmitgliedschaft in der Hitlerjugend, Zweiter Weltkrieg, Bombennächte mit Zerstörungen großer Städte wie z. B. Dresden, Ende des Dritten Reiches und Vertreibung aus dem Osten, Währungsreform mit Einführung der D-Mark, Gründung der Bundesrepublik Deutschland (BRD) und der Deutschen Demokratischen Republik (DDR), Entnazifizierung, Wiederaufbau, »Wirtschaftswunder«, Mauerbau, Brandt/Wehner, Kohl-Ära, Fall der Mauer, Ende der DDR und Wiedervereinigung der deutschen Staaten, Jahrtausendwende, Einführung des Euro.

Nach der Teilung Deutschlands in zwei Staaten gab es für die Menschen, die in der DDR lebten zusätzliche politische Ereignisse, die ihre Erinnerung prägen. Das betrifft auch alle anderen Menschen mit einer Demenz, die nicht in Deutschland aufgewachsen sind. Dieses erfordert eine Haltung sich mit der Lebens- und Zeitgeschichte der zu pflegenden Menschen zu beschäftigen, um sie verstehen zu lernen. Hilfreich zur Verständigung kann dabei der offene Austausch über die unterschiedlichen gesellschaftlichen Prägungen zwischen den Teammitgliedern sein. Teammitglieder mit unterschiedlichen kulturellen Hintergründen schaffen eine ideale Grundlage dafür.

Etwa 17 Millionen Menschen, die in Deutschland leben haben einen Migrationshintergrund und das Thema: Migration und Demenz wird ein wichtiges Zukunftsthema werden.[23]

61. Frage: **Was fordert der Prüfbogen bei der biografieorientierter Unterstützung?**

Die Unterstützung der versorgten Personen orientiert sich an bedeutsamen Ereignissen oder Erfahrungen im Lebenslauf. Die persönlichen Bezüge der versorgten Person zu solchen Ereignissen und Erfahrungen werden genutzt, um den Alltag bedürfnisgerecht zu gestalten, positive Emotionen zu fördern und – insbesondere bei kognitiv beeinträchtigten Personen – die Bereitschaft zu Kommunikation und Aktivität zu fördern.

Es geht um die Leitfrage, ob innerhalb der Unterstützung der versorgten Personen biografische Aspekte berücksichtigt werden oder – wenn nötig – Bezüge zu diesen Erfahrungen im Lebenslauf hergestellt werden.

Es geht um die Unterstützung der Tagesstrukturierung, Beschäftigung und Kommunikation, besonders in der Eingewöhnungsphase oder bei psychischen Problemlagen, wie es im Prüfbogen[24] heißt.

---

[23] Gronemeyer et.al (2017). Die Seele ist ein fremder Wald. Gießen: Psychosozial Verlag

[24] https://md-bund.de/richtlinien-publikationen/richtlinien-/-grundlagen-der-begutachtung.html

Einige Stichworte

Auszüge aus den Qualitätsprüfungs-Richtlinien (ambulant und stationär) von 2014, die weiterhin in der Praxis genutzt werden:

- Wird bei Bewohnern mit Demenz die Biografie des Bewohners beachtet und bei der Pflege und Betreuung berücksichtigt?
- Werden bei Bewohnern mit Demenz Angehörige und Bezugspersonen in die Planung der Pflege und sozialen Betreuung einbezogen?
- Wird das Wohlbefinden von Bewohnern mit Demenz im Pflegealltag beobachtet und dokumentiert und werden daraus ggf. Verbesserungsmaßnahmen abgeleitet?
- Wird bei Bewohnern mit Demenz die Selbstbestimmung bei der Pflege und der sozialen Betreuung beachtet?
- Werden Bewohnern mit Demenz geeignete Freizeit-/Beschäftigungsangebote gemacht?
- Gibt es Maßnahmen zur Kontaktpflege zu den Angehörigen?
- Gibt es konzeptionelle Aussagen zur Sterbebegleitung?*

* vgl. MDS e.V. (2014): Grundlagen der MDK-Qualitätsprüfungen in der stationären und ambulanten Pflege. Essen

62. Frage: **Wie können Pflegekräfte die Angehörigen stärker in die Biografiearbeit einbeziehen?**

- Sie zeigen schon beim ersten telefonischen Kontakt, dass sie eine wertschätzende Haltung zu den Menschen, die von ihnen gepflegt werden möchten und ihren Angehörigen haben.
- Sie nutzen das Wissen der Angehörigen zur Lebens- und Zeitgeschichte, wenn der Bewohner ihnen selber nicht mehr davon berichten kann.
- Sie wissen, dass diese Informationen nicht die sorgfältige Beobachtung der zu betreuenden Person ersetzen und Sie in jedem Kontakt gefordert sind, deren Vorlieben und Abneigungen in dieser Situation zu erfassen.

- Die Bedeutung der Biografiearbeit wird in der Pflegekonzeption des Betriebes verdeutlicht und im Erstgespräch mit der einziehenden Person und/oder ihren Angehörigen thematisiert.
- Sie verwenden anerkannte Dokumentationssysteme, um die Datenerhebung systematisch vornehmen zu können.
- Sie dokumentieren die sogenannten Stammdaten und erste pflegerelevante Daten, die wichtig sind, um lebensgeschichtliche Prägungen zu kennen und sie im Rahmen des Pflegeprozesses zu berücksichtigen.
- Wenn der neue Bewohner eine schwere Demenz hat, bitten sie die Angehörigen, ihnen schon vor dem Einzug von Lebensgewohnheiten und Abneigungen zu berichten und einen Fragebogen zu wichtigen Lebensereignissen auszufüllen.
- Sie gehen diskret und mit entsprechender Sorgfalt mit den persönlichen Daten um.
- Sie erkennen an, dass Lebensgeschichte ein persönliches Gut des einzelnen Menschen ist, über das dieser oder seine Angehörigen allein verfügen können.
- Sie wissen, dass Vertrauen notwendig ist, um Auskünfte darüber zu geben, wie Ereignisse im Leben erlebt worden sind. Diese Daten heben sie entsprechend des Hinweises aus dem KDA-Qualitätshandbuch »Leben mit Demenz« gesondert auf. Damit werden auch die gesetzlichen Datenschutzbestimmungen beachtet.
- Sie akzeptieren, dass immer eine Auswahl und eine eigene Sicht der Dinge erfolgen.
- In Teamberatungen oder Supervisionen reflektieren sie ihre berufliche Rolle im Rahmen der Biografiearbeit im Pflegealltag.
- Sie unterstützen die Angehörigen dabei, sich in ihrer wichtigen Rolle als Stellvertreter für die bei ihnen lebenden Menschen oder ambulant gepflegten Menschen für das biografische Erzählen wahrzunehmen.

63. Frage: Wie lässt sich das »Psychobiografische Modell nach Böhm« beschreiben?

Erwin Böhm entwickelte in den 1980er-Jahren das sog. »Psychobiografische Pflegemodell«[25]. Wesentlicher Bestandteil dieses Modells ist die »Seelenphänomenologie«, mit der Böhm verbindet, dass im Alter die wahren Dinge zutage kommen und sich im Verhalten der Person zeigen. Diese Prägung setzt sich aus folgenden Elementen zusammen:

- dem Zeitgeist,
- der persönlichen Lebenssicht,
- aus dem Beruf,
- der Schichtzugehörigkeit und
- dem Wohnort.

Info

Böhm nutzt Erkenntnisse aus der Entwicklungspsychologie und beschreibt den wesentlichen Einfluss von Handlungsmustern auf das Verhalten einer Person. Er nennt als Zielsetzung bei der Pflege von Menschen mit Demenz, dass die Seele des Menschen wiederbelebt werden muss, um die Freude am Leben zurückzubringen.

Böhm teilt das Erleben von Menschen mit Demenz in sieben Erreichbarkeitsstufen ein:

1. Sozialisation
2. Mutterwitz
3. Seelische und soziale Grundbedürfnisse
4. Prägungen
5. Höhere Antriebe
6. Intuition
7. Urkommunikation

[25] Vgl. Böhm E (2018): Psychobiographisches Pflegemodell nach Böhm. Zwei Bände. Facultas/Maudrich, Wien

Böhm verbindet mit dem jeweiligen Stufen ein bestimmtes Verständnis der Situation, das mit einem entsprechenden Interaktionsmuster unterstrichen werden soll.

1. In der ersten Interaktionsstufe ist der Mensch kognitiv erreichbar und kann zu seiner Familiengeschichte als Ort primärer Sozialisation Auskunft geben und darüber angesprochen werden.
2. Wenn die Menschen sich auf dieser Stufe nicht ansprechen lassen, gibt es die Möglichkeit, sie über den »Mutterwitz«, also den Humor, zu erreichen. Es gibt in den Gesprächen erste Erinnerungslücken.
3. Auf der dritten Stufe arbeitet Böhm mit Grundbedürfnissen von Menschen, die nach seiner Einschätzung in den Vordergrund treten und über deren Erfüllung die Menschen erreichbar sind.
4. Die Prägungen bekommen in der vierten Stufe einen besonderen Raum. Sie sind eingespielte Verhaltensnormen und bieten Sicherheit und Orientierung. Böhm betont, dass in dieser Stufe Rituale eine große Bedeutung haben.
5. Böhm spricht, ähnlich wie Reisberg, erst in der fünften Erreichbarkeitsstufe von einer beginnenden Demenz, die jetzt in Erscheinung tritt. Die Erreichbarkeit der Menschen in dieser Phase verbindet er wieder mit der Erfüllung von Bedürfnissen, angelehnt an der Bedürfnispyramide von Maslow, die das Autonomiestreben auf die höchste Stufe stellt.
6. Nach Böhm sind dem Menschen mit einer Demenz in der sechsten Stufe die rationalen Fähigkeiten verloren gegangen, umso größer wird die Bedeutung der Intuition, die es für die erkrankte Person möglich macht, Situationen zu erfassen und darauf zu reagieren. Böhm verbindet mit dieser Phase die Bedeutung von Mythen, die sich auf Glaubensvorstellungen in der Familie etc. beziehen. Mithilfe dieser Mythen ist die Person erreichbar.
7. Mit der siebten Phase, der Urkommunikation, verbindet Böhm die Urängste und das Urvertrauen in der ersten Lebensphase. Die verbale Kommunikation ist stark eingeschränkt. In dieser Stufe oder Interaktionsphase hat das »Klima«, in dem der Mensch sich befindet, entscheidenden Einfluss auf seine Lebenssituation. Dieses »Klima« entscheidet darüber, ob der Mensch sich sicher und geborgen fühlen kann oder unsicher und verlassen.

64. Frage: Was sind Bewältigungsstrategien?

Bewältigungsstrategien sind zumeist unbewusste Handlungsmuster, die wir im Laufe unseres Lebens entwickelt haben, um unser Leben »zu meistern«. Sie umfassen neben dem erfolgreichen Umgang mit Belastungen auch alle Formen des Lebens damit. Die Strategien sind verwurzelt in der Lebensgeschichte und den erworbenen Bewältigungserfahrungen. Wenn jemand in seinem Leben gelernt hat, dass Arbeit über Kummer hinweghelfen kann, wird er – auch wenn er nicht mehr arbeitsfähig ist – nach Arbeit suchen, wenn er Kummer hat.
Auch bei einer Person mit einer Demenzerkrankung finden sich zahlreiche Hinweise auf die in der Lebensgeschichte erworbenen Erlebens- und Verhaltensweisen, mit denen sie früher Belastungen bewältigt hat.

65. Frage: Welche Zielsetzungen werden bezüglich des Pflegeprozesses mit der Biografiearbeit verbunden?

Bei der Unterstützung der Lebensaktivitäten (activities of daily living) soll im Planungsprozess besonders auf die biografisch geprägten Alltagsgewohnheiten Bezug genommen werden. Wenn die Pflegefachkraft z. B. weiß, dass eine pflegebedürftige Person nie eine Dusche kennengelernt hat, kann sie die Ablehnung dieser Art der Körperpflege besser verstehen. Im ersten Schritt der Informationssammlung müssen also wichtige biografische Informationen in den Planungsprozess aufgenommen werden, um sie später berücksichtigen zu können.

Für alle Menschen mit einer demenziellen Erkrankung ist der Pflegeprozess ein wichtiges Instrument zur Verbesserung der Lebensqualität, wenn er dazu genutzt wird, ihnen möglichst weitgehende Normalität zu ermöglichen. Menschen mit einer demenziellen Erkrankung geht fortschreitend die Fähigkeit zur Unabhängigkeit verloren. Dieser Verlust muss im Pflegeprozess sensibel aufgegriffen werden.

Laut Studien[26] wünschen sich die meisten Menschen mit einer beginnenden Demenz, dass sie immer so weitermachen können wie bisher. Pflegefachkräfte greifen diesen Wunsch auf, indem sie sich an der individuellen Lebensgeschichte orientieren und die Informationen daraus für die Gestaltung der Pflegebeziehung nutzen und an andere Pflege- und Betreuungskräfte weitergeben. Erkenntnisse sind für die Beziehungsgestaltung als Kern pflegerischen Handelns noch immer aktuell.
Die Biografiearbeit wurde laut Prüfbericht des MDS (2014) in über 70 % aller Fälle beachtet und in die Tagesgestaltung der Bewohner in stationären Pflegeeinrichtungen einbezogen. In den aktuellen Prüfberichten wird die Biografiearbeit als »Erfahrung im Lebensverlauf« benannt.

66. Frage: Wie lässt sich die Biografiearbeit in der ambulanten Pflege umsetzen?

In der ambulanten Pflege arbeitet die Pflegefachkraft im Lebensbereich des Menschen, der pflegebedürftig ist. Das bedeutet, dass die Pflegenden viele Anhaltspunkte zur Lebensgeschichte der zu pflegenden Menschen bekommen können. Wohnungseinrichtung, Bilder, Fotos, evtl. Urkunden, Pokale und Bücher, Schreibutensilien etc. bieten ein Bild der lebensgeschichtlichen Erfahrungen der Person. Die Lebensumgebung und lieb gewordene Erinnerungsstücke sind Anknüpfungspunkte für biografische Gespräche.

Im eigenen Lebensbereich werden Alltagsgewohnheiten (wie das frühe oder späte Aufstehen) viel deutlicher als in einer Institution. Durch das Eingehen auf die individuellen Wünsche werden die Menschen darin bestärkt, ihre Vorstellungen von der pflegerischen Unterstützungsleistung zu äußern und ein daran orientiertes professionelles Pflegeangebot zu erhalten.

[26] Vgl. Kuratorium Deutsche Altershilfe (2004): PRO ALTER 4/04. Köln

Die Ressource »Zusammenarbeit« lässt sich innerhalb des Pflegeprozesses nutzen, um die Individualität – auch bei einer demenziellen Erkrankung – zu unterstreichen. Manchmal sind auch die im Haus lebenden Ehepartner, Kinder oder auch Enkelkinder gern bereit zu erzählen. Gutes Zuhören und eine intensive Einbeziehung von Angehörigen, Nachbarn und Freunden sind Chancen, den biografischen Ansatz in der ambulanten Pflege umzusetzen.

67. Frage: Wie lässt sich die Biografiearbeit in der stationären Altenpflege umsetzen?

In der stationären Altenpflege wird immer stärker auf die Lebensgeschichte der Bewohner Bezug genommen. Besonders bei der Pflege und Betreuung von Menschen mit Demenz ist die Biografiearbeit unerlässlich. Sie ist gesetzlich gefordert und Aufgabe der Pflegefachkräfte, die sie häufig in Zusammenarbeit mit ihrem multiprofessionellen Team erbringen.

Weil der Umzug in eine Pflegeeinrichtung besonders für Menschen mit einer Demenz eine große Herausforderung ist, gibt es Einrichtungen, die eine Zusammenarbeit mit den Angehörigen, Freunden oder Nachbarn zur Bedingung für einen Einzug machen. Eine besondere Herausforderung entsteht, wenn der neue Bewohner bisher allein gelebt hat und kein soziales Netz vorhanden ist, um Auskunft über Lebensgewohnheiten geben zu können. Natürlich kann diese Person auch einziehen. Allen Pflegenden muss aber klar sein, wie sorgsam sie jetzt ihre Beobachtungen über die Reaktionen und Verhaltensweisen des neuen Bewohners zusammentragen und dokumentieren müssen. Es muss alles getan werden, um Vorlieben und Abneigungen zu erfahren und je nach Schwere der demenziellen Erkrankung wenigstens Fragmente der Lebensgeschichte zusammenzutragen.

Heute werden die Zimmer im Altenpflegeheim mit möglichst vielen eigenen Möbeln eingerichtet, sodass Vertrautes helfen kann, sich einigermaßen in der neuen Umgebung zurechtzufinden. In diesem Zusammenhang spielt es eine Rolle, dass viel persönliche Wäsche, Handtücher, Bett- und Tischwäsche etc. mitgebracht werden kann.

Der eigene Schrank zum Ordnen und Suchen von möglichst vielen Utensilien der eigenen Lebensgeschichte kann ein wichtiges Betätigungsfeld für die Damen werden. Handtaschen, Hüte, Schals, Lederhandschuhe etc. können eigentlich nie im ausreichenden Maß vorhanden sein. Bei Männern können Schrauben- oder Handwerkskisten, Bücher, Zeitschriften etc. Möglichkeiten zum Sortieren enthalten.

Uhren, Fotos oder einem alten Hobby zugehörige Sachen geben jeder Lebensumgebung den ganz persönlichen Ausdruck und bieten damit auch immer Anknüpfungspunkte für Gespräche. Durch ein kontinuierliches »Sammeln« von Biografischem entsteht ein facettenreiches Bild über den Bewohner, der vielleicht nicht mehr mitteilen kann, was sein Lebensglück ausgemacht hat.

6 Die Würde des Menschen ist unantastbar

68. Frage: **Was steht in Artikel 1 des Grundgesetzes?**

»(1) Die Würde des Menschen ist unantastbar. Sie zu achten und zu schützen ist Verpflichtung aller staatlichen Gewalt.

(2) Das deutsche Volk bekennt sich darum zu unverletzlichen und unveräußerlichen Menschenrechten als Grundlage jeder menschlichen Gemeinschaft, des Friedens und der Gerechtigkeit in der Welt.«

69. Frage: **Bleiben demenziell veränderte Menschen Akteure mit eigenem Recht oder können Angehörige oder Freunde für sie entscheiden?**

Jeder Mensch ist eine eigenständige Rechtspersönlichkeit, kein anderer kann für ihn Entscheidungen treffen, ohne rechtlich befugt zu sein. Ein Ehepartner kann nicht automatisch für den anderen entscheiden. Auch Kinder sind nicht einfach befugt, Entscheidungen für ihre Eltern zu treffen.

Info

Wenn eine Person wegen einer krankhaften Störung nicht mehr in der Lage ist, ihre Interessen zu vertreten, muss ein anderer befugt werden, »in ihrem Sinne«, also zu ihrem Wohl, Entscheidungen zu treffen. Es muss ein Betreuer bestellt werden. Im Vordergrund einer Betreuung steht die Unterstützung und Fürsorge des Betroffenen bei der Regelung seiner Lebensangelegenheiten.

70. Frage: Wie kann die Entscheidungsfähigkeit übertragen werden?

Die rechtliche Befugnis kann sich ergeben aus:

- einer gerichtlich bestellten Betreuung
- oder einer Generalvollmacht.

Info

Bei einer gerichtlich bestellten Betreuung wird aus dem Betreuungsbeschluss erkennbar, in welchem Rahmen und Umfang Personen für andere Entscheidungen treffen bzw. hierüber mitentscheiden können. Die einzelnen Betreuungsbereiche sind gesetzlich festgelegt: Gesundheitsfürsorge, Rechtsgeschäfte, Aufenthaltsbestimmungsrecht, Einwilligungsvorbehalt.

Eine notariell beurkundete Generalvollmacht kann den Passus enthalten, dass, sofern bei dem Vollmachtgeber die Voraussetzungen für eine Betreuung vorliegen, die in der Generalvollmacht benannte Person diese Pflichten übernehmen soll. Eine solche Vollmacht kann selbstverständlich nur zu einem Zeitpunkt eingerichtet werden, zu dem die Geschäftsfähigkeit beim Vollmachtgeber noch vorhanden ist.

Liegen die entsprechenden Voraussetzungen vor, greift diese Generalvollmacht im Fall der entsprechenden Erkrankung des Vollmachtgebers. Einer gerichtlichen bestellten Betreuung bedarf es dann nicht mehr.

Wie lange die Geschäftsfähigkeit der Person erhalten bleibt, richtet sich nach verschiedenen Faktoren, die die Urteilsfähigkeit der erkrankten Person beeinflussen können. Ein wichtiges Augenmerk wird vom Gutachter auf Diagnose, Prognose und Ausmaß des Leistungsverlustes der kognitiven und sozialkommunikativen Fähigkeiten der erkrankten Person gelegt. Die Beurteilung der Geschäftsfähigkeit ist auch im engen Zusammenhang mit der Schuldfähigkeit zu sehen, die im Strafgesetzbuch geregelt wird.

71. Frage: **Was sagt das Gesetz zur Geschäftsfähigkeit?**

Die Geschäftsfähigkeit wird im Zivilrecht geregelt. Nach §104 BGB gilt als geschäftsunfähig,
»1) wer nicht das siebente Lebensjahr vollendet hat
2) wer sich in einem die freie Willensbestimmung ausschließenden Zustand krankhafter Störung der Geistesfähigkeit befindet, sofern nicht der Zustand seiner Natur nach vorübergehend ist.«

Info

Fehlende Geschäftsfähigkeit muss bewiesen werden.* Das bedeutet in jedem Fall, dass die Verdachtsdiagnose »Demenz« für einen Verlust der Geschäftsfähigkeit nicht ausreicht. Praktisch bedeutet das für den Sachverständigen, dass das Krankheitsbild mit seinen funktionellen Auswirkungen anhand verlässlicher medizinischer Befunde nachgewiesen werden muss.

* Vgl. Förstl H (Hrsg.) (2003): Lehrbuch Gerontopsychiatrie und -psychotherapie. Thieme, Stuttgart. Ohlmann T (2016): Demenzkrank – Welche Rechte bleiben. Schlütersche, Hannover

72. Frage: Was sind die Bedingungen für eine Betreuung?

Die Einrichtung einer Betreuung ergibt sich aus zwei wesentlichen Voraussetzungen:

1. Einerseits muss ein Krankheits- oder Behinderungszustand vorliegen und
2. andererseits muss ein Betreuungserfordernis bestehen. Die Regularien dafür werden ebenfalls im BGB geregelt.

Prinzipiell bedarf die Einrichtung der Betreuung der Zustimmung des zu Betreuenden. In Ausnahmefällen kann das Betreuungsgericht eine Betreuung auch gegen den Willen des Kranken anordnen. Grundsätzlich orientiert sich der Umfang der Betreuung (z. B. Gesundheitsfürsorge, Aufenthaltsbestimmung, Vermögensfürsorge) an den individuellen Erfordernissen. Bedingung ist allerdings in jedem Fall die richterliche Anhörung der betroffenen Person.

73. Frage: Wann sollten die Rechtsgeschäfte einer demenziell erkrankten Person an eine andere Person übertragen werden?

Wenn eine gesicherte Diagnose einer demenziellen Erkrankung vorliegt, sollte die Person dahingehend beraten werden, ihre Rechtsgeschäfte zu übertragen. Das lässt die gute Möglichkeit zu, wenn die Erkrankung sich in einem frühen Stadium befindet, selbst entscheiden zu können, ob eine Generalvollmacht übertragen werden soll oder für eine entsprechende Betreuung gesorgt werden muss.

74. Frage: **Was ist Pflegeethik?**

Pflegeethik thematisiert innere Haltungen, wie z. B. Werte, die das berufliche Handeln und Entscheiden der Pflegefachpersonen prägen.

1953 verabschiedete der International Council of Nurses (ICN) erstmals einen Ethikkodex für professionell Pflegende. Der ICN ist ein Zusammenschluss von über 130 nationalen Berufsverbänden mit weltweit Millionen von Pflegenden und dem Sitz in Genf. Der Vertreter Deutschlands ist der Deutsche Berufsverband für Pflegeberufe e. V. (DBfK).

Der Ethikkodex wurde 2021 überarbeitet und enthält ethische Leitlinien in Bezug auf die Rollen, Pflichten, Verantwortlichkeiten, Verhaltensweisen, das professionelle Urteilsvermögen und die Beziehungen von Pflegefachpersonen zu Patientinnen* und anderen Personen mit Pflegebedarf, zu Kolleginnen* und zu Fachpersonen anderer Berufe.

Der Kodex wird nach folgenden Elementen gegliedert:

1. **Pflegefachpersonen* und Patientinnen* und Menschen mit Pflegebedarf.** Dieses Element betrifft die primäre berufliche Verantwortung gegenüber dem Menschen mit Pflegebedarf, um den gesundheitlichen und sozialen Bedürfnissen gerecht zu werden.
2. **Pflegefachpersonen* und die Praxis.** Dieses Element umfasst die persönliche Verantwortlichkeit für die ethische Pflegepraxis, die Aufrechterhaltung der entsprechenden Kompetenzen und eine Weiterentwicklung durch lebenslanges Lernen.
3. **Pflegefachpersonen* und der Beruf.** Laut diesem Element übernehmen die Pflegefachpersonen die führende Rolle bei der Festlegung und Umsetzung »evidence-informed« akzeptaler Standards der klinischen Pflegepraxis, des Managements, der Forschung und der Ausbildung.
4. **Pflegefachpersonen* und die globale Gesundheit.** Mit diesem Element wird vertreten, dass Pflegefachpersonen die Gesundheitsversorgung als Menschenrecht erachten. Sie vertreten ebenfalls das Recht auf universellen Zugang zur Gesundheitsversorgung für alle.

Die professionellen Werte werden innerhalb eines Schaubildes in Verbindung zu diesen vier Elementen dargestellt.[27]

Fazit **Der Ethikodex des ICN**

Professionell Pflegende sollen eine Pflege von hoher Qualität sicherstellen und sich weltweit für eine gerechte Gesundheitspolitik einsetzen.

[27] ICN (2021): Der ICN-Ethikkodex für Pflegefachpersonen. https://www.dbfk.de/de/presse/meldungen/2021/ICN-Ethikkodex-fuer-professionell-Pflegende-aktualisiert.php, S. 23

7 Der milieutherapeutische Ansatz

75. Frage: Was ist Milieutherapie?

Die Milieutherapie stellt keine Einzelmaßnahme dar, sondern beschreibt eine Reihe von Maßnahmen, die die Lebensqualität der Menschen mit Demenz in der stationären Altenpflege beeinflussen. Milieutherapie ist also ein Handlungs- und Betreuungsprinzip, das seit den 1990er Jahren bereits Anwendung findet. Die Milieutherapie betrachtet die Einflüsse aus der Umgebung als therapeutisch wirksam. Sie versucht unter dem Ziel der Erhaltung oder Wiedererlangung alltagsrelevanter Kompetenzen für eine Patientengruppe ein heilungsförderndes Klima und eine ebensolche Umgebung zu erhalten.

Definition **Milieutherapie**

Unter Milieutherapie wird eine Vorgehensweise verstanden, bei der sich die materielle und soziale Umwelt an krankheitsbedingte Veränderungen der Wahrnehmung, des Erlebens und der Verluste bzw. die Reserven der demenzkranken Bewohner anpasst.

Mit der Milieugestaltung wird versucht, Menschen mit Demenz Selbstwertgefühl und Sicherheit zu vermitteln.

Oberstes Ziel ist es, eine Atmosphäre zu schaffen, in der die Menschen ein möglichst ungestörtes Leben führen können. Lind[28] spricht von einem »Konzept der demenzspezifischen Normalität«. Man gliedert bei der praktischen Umsetzung in:

- materielle (räumlich-sachlich-atmosphärisch) Gesichtspunkte, um durch die Umgebung Sicherheit zu vermitteln und Bewegungsfreiheit zu ermöglichen, etwa durch geschützte Gartenbereiche;
- organisatorische Gesichtspunkte, u. a. Tagesstrukturierung in Verbindung zur Biografiearbeit;
- den Umgang mit den Menschen mit einer Demenz als Gesichtspunkt (bewusste Ansprache, bewusste Alltagsgestaltung, individuelle Beschäftigungsangebote);
- die Haltung gegenüber dem Menschen mit Demenz (Personalqualifizierung unter dem Aspekt der Anerkennung und Wertschätzung des Menschen mit Demenz).

Dabei gelten Prinzipien wie Kontinuität (z. B. der Menschen, die in diesem Lebensraum arbeiten und leben), Überschaubarkeit, Vertrautheit, räumliche Möglichkeiten (wie Wohnküchen, um miteinander ins Gespräch zu kommen und etwas zu tun zu haben), Freiräume, um sich bewegen zu können, (Bewegungsfreiheit innerhalb der Einrichtung, geschützter Garten), die Vermeidung von Störreizen, (z. B. durch ständige Radiomusik oder ständiges Fernsehprogramm, lautes Rufen nach Bewohner*innen oder Kolleg*innen etc.).

Die pflegende oder betreuende Person orientiert sich in der Ablaufgestaltung an den Lebensrhythmen der einzelnen Bewohner und an der augenblicklich vorherrschenden Atmosphäre. Priorität hat das vom Menschen mitgeteilte Empfinden, auf das die Pflege- oder Betreuungsperson eingehen muss, damit eine Verständigungsebene entstehen kann.

[28] Vgl. Lind S (2007). Demenzkranke pflegen. Grundlagen, Strategien und Konzepte. Huber, Bern

Die Gestaltung einer Tagesstrukturierung orientiert sich an den Gewohnheiten der Bewohner*innen und wird kontinuierlich eingehalten, um Sicherheit zu geben. Auch nachts kann es Wünsche geben, z. B. eine Tasse heiße Milch oder einen Kaffee.[29]

Das Aufgreifen biografisch verankerter Fähigkeiten (Handwerker, Hausfrau, Gärtner) und das Aufgreifen gelebter Antriebe (z. B. Ordnungssinn, Pflichtbewusstsein, Fürsorglichkeit) gehören in die Pflegeprozesse, um bewusst ein kommunikationsförderndes Milieu zu leben oder auch erlebbar zu machen.

Bei der Gestaltung des eigenen Zimmers werden möglichst viele vertraute persönliche Einrichtungsgegenstände in das Umfeld der erkrankten Person gebracht, um eine gemütliche Atmosphäre zu schaffen. Erinnerungsgegenstände, alte Wanduhr, Bilder, Fotografien, Porzellan, Gläser, Bestecke, Möbel, sollten in eine stationäre Einrichtung mitgenommen werden können.

Die Angehörigen sind wichtige Kooperationspartner, wenn die erkrankte Person ihre Interessen nicht mehr deutlich machen kann bzw. keine Möglichkeit mehr besteht, von ihr zu erfahren, wie sie ihre bisherige Lebensumgebung eingerichtet hatte.

Die Gemeinschaftsräume sind mithilfe von Fachleuten geschmackvoll zu gestalten. Hier sollte man von funktional eingerichteten Räumen, die keine Geborgenheit geben können, absehen. Es ist aber ebenfalls nicht sinnvoll, mit dem Verweis auf die Tradition eine Atmosphäre wie auf einem Trödelmarkt zu schaffen.

Es sollte beachtet werden, dass die Art des Wohnens in jeder Generation im Ermessen der Bewohner lag und somit in Gemeinschaftsräumen sehr unterschiedliche Vorstellungen über »schönes Wohnen« zusammenkommen werden. Es hat sich inzwischen ein Stil etabliert, bei dem neben der geschmackvollen Einrichtung interessante architektonische Ideen Beach-

---

[29] Vgl. Schnell M (2012): Warten bis zum nächsten Mittagessen. pflegen: Demenz 3/2012. Friedrich, Seelze

tung finden und viel mit weichen Stoffen für Sitzecken und Ohrensesseln gearbeitet wird; in stationären Einrichtungen darf bei der Auswahl der Stoffe und der Dekoration der Brandschutz nicht außer Acht gelassen werden.

Auf die Wahl der Beleuchtung ist zu achten. Viele Wohnbereiche werden mittlerweile mit einer warmen, schattenfreien und hellen Beleuchtung (500 Lux) ausgestattet, die stimmungsaufhellend wirkt und zu einer besseren Orientierung verhilft.

76. Frage: **Wie entstand der milieutherapeutische Ansatz?**

Info
Der Begriff der Milieutherapie stammt aus der Psychiatrie. Früher sah man einen besonderen Auftrag der Psychiatrie darin, die Patienten vor sich und der Umwelt zu schützen. Der Unterbringung, der Gestaltung des Tagesablaufs, dem Umgang mit dem Patienten schenkte man dagegen wenig Beachtung.

Erst als sich negative Folgen in Form von »Hospitalismus« (John Bowlby, René Spitz) zeigten, wurde man aufmerksam und es folgte eine umfassende Psychiatriereform. Im Rahmen der Reform orientierte man sich an einem ganzheitlichen Menschenbild. Man erkannte, wie wichtig es war, den kranken Menschen in den Gesundungsprozess mit einzubeziehen.

Nach Maxwell Jones[30] orientierte man sich, bezogen auf die Lebensumgebung der erkrankten Menschen, am Konzept der therapeutischen Gemeinschaft. Edgar Heim[31] entwickelte ein Konzept der Milieutherapie, in dem durch die Position des Patienten und eine interdisziplinäre Zusammen-

---

30 Vgl. Jones M (1976): Prinzipien der therapeutischen Gemeinschaft. Soziales Lernen und Sozialpsychiatrie. Huber, Bern

31 Vgl. Heim E (1985): Praxis der Milieutherapie. Springer, Berlin

arbeit zwischen den verschiedenen Berufsgruppen ein »heilsames Krankenhausmilieu« geschaffen wurde.

Eine weiterführende Information zum Themenbereich stellt der Abschlussbericht zum Modellprojekt »Milieutherapie – Einführung milieutherapeutisch orientierter Demenzwohngruppen im stationären Bereich mit begleitender Evaluation (MI-DEMAS)«[32] dar.

77. Frage: Welche Auswirkungen hat das Milieu auf den Menschen?

Das Wort Milieu kommt aus dem Französischen und bedeutet »Mitte, Umgebung«. Da in der einfachen Übersetzung nie die gesamte Breite (auch die politische) des Begriffs wiedergegeben werden konnte, ist das Wort »Milieu« ins Deutsche übernommen worden.

Info
Dem Einfluss des Milieus – der Lebensumgebung – kann sich keiner entziehen. Das Milieu kann sich allerdings unterschiedlich – negativ oder positiv – auswirken. Ob ein Milieu förderlich oder hinderlich ist, hängt vom jeweiligen Wertesystem der beurteilenden Personen ab. Auf jeden Fall hat das Milieu, in dem ein Kranker lebt, entscheidenden Einfluss auf ihn, seinen Heilungsprozess und seine Lebensqualität.

Es ist eine wichtige Zielsetzung, dass Pflege- und Betreuungsangebote für Menschen mit Demenz diese therapeutische Säule konzeptionell aufnehmen und mit Leben füllen. Das Pflegepersonal unterstützt damit eine möglichst normale Lebensführung. Zum Gefühl von Normalität gehört vor allen Dingen die Berücksichtigung elementarer Bedürfnisse wie Schutz, Be-

[32] https://www.demenz-support.de/publikationen/2004/232-abschlussbericht-zum-projekt-milieutherapie/

wegungsfreiheit, Würdigung, Selbstwirksamkeit und Zugehörigkeit, kurz: ein Gefühl, zu Hause zu sein. Man »wohnt« auf der Abteilung: Die Räume dürfen betreten, die Schränke dürfen geöffnet werden, die Menschen können sich frei bewegen. Im Rahmen des Zusammenseins ist eine individuelle Tagesstrukturierung (z. B. Schlaf- und Wachzeiten) vorgesehen. Die psychischen Belange werden gesehen und beachtet. Alle sind beteiligt eine Wohnlichkeit herzustellen.

Obwohl hier zwei Welten kollidieren: Für die einen ist der Ort ihr Zuhause; für die anderen ist es ihr Arbeitsplatz – möglicherweise mit hohem Arbeitsdruck. Dennoch lässt sich diese Wohnlichkeit gestalten. Es gibt etliche sehr gute Beispiele dafür. Wir müssen uns aber der Auswirkungen der Atmosphäre auf den hoch sensiblen Menschen mit einer Demenz (dem ausschließlich die Gefühle als Orientierung zur Verfügung stehen) bewusst sein.

78. Frage: Muss ein Mensch mit Demenz ständig beschäftigt werden?

Selbstverständlich muss ein Mensch mit einer Demenz nicht ständig beschäftigt werden; vielleicht will er gar nicht beschäftigt werden und fühlt sich eher bevormundet, verplant oder nicht genügend ernst genommen.

Auf der anderen Seite haben wir alle Dinge zu tun, die unseren Tag ausfüllen. Wir waschen uns, ziehen uns an, frühstücken und gehen anschließend unseren beruflichen oder familiären Aufgaben nach, pflegen Hobbys, treffen uns mit Freunden etc.

Menschen mit einer demenziellen Erkrankung, die ein entsprechendes Ausmaß erreicht hat, haben Probleme, ihre gewohnten Aufgaben wahrzunehmen. Da Fehler gemacht werden können oder sogar gemacht werden, nimmt man ihnen zunehmend Aufgaben ab oder sie trauen sich selbst nichts mehr zu. So erfolgt ein schleichender Abbau von Anforderungen. Gerade dann, wenn die Person in eine stationäre Einrichtung einziehen muss, fallen neben der vertrauten Umgebung auch die bis dahin vertrauten Aufgaben weg. Inzwischen wissen wir, wie sensibel gerade in der Phase der Umstellung auf die Person eingegangen werden muss und dafür gesorgt werden muss, dass Aufgaben erhalten bleiben. Dieses Bedürfnis bleibt auch bei einer Person mit einer demenziellen Erkrankung erhalten.

Außerdem muss gerade in der Betreuung erkennbar werden, dass die Menschen mit einer Demenz ihre Bedürfnisse zeigen (▶ 34. Frage) und die begleitende Person darauf reagiert.

79. Frage: **Was kann man tun?**

Sich zurechtmachen, leichte Hausarbeit, Hilfe für andere, Gruppengespräche können Formen der Beschäftigung sein, die Menschen darin unterstützen, sich nicht gänzlich allein gelassen und ohne Aufgabe zu fühlen. Diese Angebote schaffen Möglichkeiten für die erkrankte Person, sich selbst als anerkannt wahrzunehmen. Das Zurechtmachen fördert die Selbstachtung, Hausarbeit bringt oft Vertrautes hervor, Hilfe für andere unterstützt den Bindungsgedanken und Gruppengespräche geben die Möglichkeit, sich zu beteiligen oder zuzuhören, was andere erzählen etc.

Je näher das Erleben am Gewohnten ist, umso positiver sind die Auswirkungen für die Person, die durch ihre demenzielle Erkrankung immer wieder Verunsicherungen erfährt und dringend Erfolgserlebnisse benötigt.

80. Frage: Woran kann man sich bei den Beschäftigungsangeboten für Menschen mit Demenz orientieren?

Kitwood hat bei den menschlichen Bedürfnissen auch die Bedürfnisse nach Bindung und Beschäftigung benannt. Menschen ein Gefühl der Zugehörigkeit zu geben, kann ein wesentliches Element für das Wohlfühlen in einer fremden Umgebung sein.
Wenn man gemeinsam etwas tut, z. B. singt oder backt, kocht, Zeitung liest, Fernsehen sieht, Radio hört, einen Spaziergang macht oder sogar einen Ausflug unternimmt, kann das dazu beitragen, sich zugehörig zu fühlen.

Die Pflegefachkraft oder Betreuerin muss sich allerdings gut in den Menschen mit Demenz einfühlen können und seine Leistungsfähigkeit beurteilen, um den Schwierigkeitsgrad der Anforderung festzulegen. Ein Misserfolg durch Überforderung wird von den Betroffenen selten toleriert und bringt Versagensängste – unter denen Menschen mit einer Demenz ohnehin im frühen Stadium leiden – hervor.

Tipp
Manchmal kann die beste Form der Beschäftigung darin liegen, nur zuzuschauen, wie andere arbeiten. Auch das ist dann in Ordnung. Ich habe es aber auch schon erlebt, dass eine Bewohnerin, die an einer schweren Demenz erkrankt ist, plötzlich um eine Schürze bat, um das Bratkartoffelbraten in der Wohnküche zu übernehmen. In der nächsten Woche hatte sie allerdings keine Lust mehr, sich daran zu beteiligen, sodass klar wurde, wie wichtig der »gelebte Augenblick« ist und wie schnell auch so ein »großes« Ereignis vergessen sein kann.

Es ist sehr wichtig, immer wieder die spontanen Hilfsangebote der erkrankten Personen aufzugreifen und sie so an dem, was getan werden muss, zu beteiligen und damit das Selbstwertgefühl zu stärken. Spirituelle Begleitung ist für religiöse Menschen ein wichtiger Trost. Auch diesbezüglich sollten Angebote gemacht werden.

81. Frage: Welche Haltung brauchen die Mitarbeiter für die Beschäftigungsangebote?

Die Beschäftigungsangebote sollen sich an den Bedürfnissen der Menschen orientieren, für die sie gemacht werden. Diese Vorgabe setzt eine große Bereitschaft der Betreuungskraft voraus, sich auf die unterschiedlichen Motive der Teilnehmer einzulassen. Das erfordert Kenntnisse, aber auch Flexibilität. Pflege- oder Betreuungskräfte müssen genau hinschauen, welche »Aufgaben« sie an den jeweiligen Tagen an wen verteilen und wer überhaupt Interesse zeigt.

Die Pflege- oder Betreuungskraft

- nimmt sich Zeit, dem alten Menschen zuzuhören bzw. die Verhaltensweisen der Person zu beobachten und zu deuten,
- bezieht ihre Kenntnisse der Gewohnheiten und lebensgeschichtlichen Erfahrungen der Person mit ein, wenn sie Angebote zur Beschäftigung macht,
- ermutigt zu verbalen und nonverbalen Gefühlsäußerungen im Allgemeinen und besonders zu dem, was zu tun ist,
- kennt Methoden, diese Gefühlsäußerungen aufzunehmen, zu bestätigen und sie für ein gemeinsames Tun zu nutzen,
- schützt bei einer leichten demenziellen Erkrankungen die Person vor Schuldgefühlen, wenn etwas nicht gelingt,
- nimmt bei einer Person mit einer fortgeschrittenen Demenz eine validierende Grundhaltung ein und greift die Gefühle auf, die in der jeweiligen Situation geäußert werden. Sie richtet sich in der Aufgabenstellung nach den Möglichkeiten der zu betreuenden Person,
- schenkt den Signalen, Äußerungen und Wünschen der ihr anvertrauten Personen Beachtung,
- hinterfragt ein aggressives oder depressives Verhalten und sucht nach Ursachen oder geht validierend auf die Gefühle ein,
- erkennt die Handlungslogik im Verhalten der demenziell veränderten Person an,
- kennt Methoden, mit einer Person etwas »auszuhandeln«, sodass die Person mitbestimmen kann,

- kann zulassen, wenn jemand aus der Gruppe fortgeht, um seinen Gefühlen Raum zu geben,
- erkennt an, dass auch Menschen mit einer demenziellen Erkrankung auf unterschiedliche Weise mit Frust oder mit Freude umgehen,
- kann mit den Beteiligten eine entspannte Atmosphäre genießen,
- besitzt Kenntnisse zu Freizeitbeschäftigungen aus der Lebenszeit der Bewohner.

82. Frage: **Was wird unter einem Hobby verstanden?**

Als Hobby bezeichnet man eine Freizeitbeschäftigung, die der Pflege persönlicher Interessen dient. Manchmal sind mit dem Hobby bestimmte Talente verbunden, die im Rahmen dieser Beschäftigung ausgelebt werden können. Dazu zählen:

- Kreative Beschäftigungen: Handarbeiten, Basteln, Kochen, Fotografieren, Modelle bauen
- Sport: selbst aktiv unterschiedliche Sportarten treiben, Sportnachrichten in allen Medien, Besuch von Sportveranstaltungen
- Lesen: unterschiedliche Literatur kennen und mögen
- Schreiben: Briefe, Tagebuch, Gedichte
- Kulturpflege: Theater-/Kinobesuche, Festivals, Kunstausstellungen, Fernsehfilme
- Kontaktpflege: Freundschaften, Gespräche, Ausflüge, sonstige gemeinsame Unternehmungen, Essen gehen
- Engagement in Gruppen: politische Arbeit, gesellschaftliches Engagement, Religionsgruppen, Männer-, Frauen-, Alten- oder Jugendgruppen.
- Gartenarbeit: Gartengestaltung, Pflanzenzucht, Besuch von Gartenausstellungen
- Musik: selbst ein Musikinstrument spielen, im Chor singen, Musik hören, Konzerte besuchen
- Sammeln: Briefmarken, Postkarten, Teddys
- Reisen: auf unterschiedlichste Weisen und mit unterschiedlichsten Zielen

83. Frage: Was bedeutet es, Bindung zu bieten und gleichzeitig Freiräume zu schaffen?

Das wichtigste »Arbeitsinstrument« bei der Bewältigung des Alltags und beim Streben nach Wohlbefinden ist die Beziehung in der Pflege und Betreuung. Der Kontakt, der zwischen dem zu pflegenden Menschen und der Pflege- bzw. Betreuungskraft entsteht, hat entscheidenden Einfluss auf das Erleben der Krankheit. Diese Beziehung bewusst, gezielt und reflektiert aufzubauen, zu gestalten und wieder zu lösen, bedeutet, theoretisches Wissen in der praktischen Pflege-/Betreuungssituation anzuwenden. Durch Gespräche über angenehme Erinnerungen können Gereiztheit, Ängstlichkeit oder Weinerlichkeit oft deutlich gemindert werden.[33] Man kann Menschen mit dem Krankheitsbild Demenz nur dann Sicherheit und Geborgenheit vermitteln, wenn man ihnen in einer differenzierten Art und Weise begegnet.

Tipp

Im Kontakt mit den Menschen, die gepflegt/betreut werden, muss man sich immer wieder auf die Suche nach der Person, ihren Gewohnheiten, Gefühlen, Verhaltensweisen und somit nach ihren Erfahrungen machen, um gute Pflege/Betreuung leisten zu können. Ebenso wichtig ist es, dass die pflegebedürftigen Menschen ihre Autonomie zur Geltung bringen können und dazu ermuntert werden, dies zu tun.

[33] Vgl. Stuhlmann 2011

84. Frage: **Was versteht man unter Pflegeoasen?**

Pflegeoasen sind besondere Formen des gemeinschaftlichen Wohnens[34], die nur im Gesamtzusammen-hang eines Konzepts für die würdevolle Begleitung von Menschen mit schweren demenziellen Erkrankungen sinnvoll sind. Im Wetzikon in der Schweiz hat man für Menschen mit schweren Leistungseinbußen (Reisberg 6 oder 7) eine Wohnform entwickelt, die als »Pflegeoase« bezeichnet wird.

Definition **Pflegeoase**

Mehrere Menschen, die eine schwere demenzielle Erkrankung haben und immobil geworden sind, leben in einem Raum und erhalten dort eine besondere Pflege. Unter dem Aspekt, dass diese Menschen offensichtlich nach menschlicher Nähe suchen, hat man sich zu dieser Form des Zusammenlebens entschlossen.

Ähnlich einer für sie entwickelten »Höhle«[35] entsteht nach Auffassung der beteiligten Heimleitung, Pflegedienstleitung und Pflegefachkräften eine neue Geborgenheit für die Menschen, die sich sonst in ihren Zimmern geängstigt oder einsam gefühlt haben.

Das ist nur sinnvoll, wenn mit ethischem Anspruch, jeweils aus Sicht der einzelnen Person geprüft wird, welche Form des Zusammenlebens die höchste Lebensqualität ermöglicht. So steht das Kuratorium Deutsche Altershilfe (KDA) diesem Ansatz sehr skeptisch gegenüber. In einem Interview mit der Zeitschrift Altenpflege sprach Klaus Großjohann, Geschäftsführer des KDA, 2007 vom Verlust des letzten Restes an Privatheit: *»Bewegungseingeschränkte Menschen mit Demenz im fortgeschrittenen Stadium … haben nichts mehr außer ihrer eigenen Haut, um sich von ihrer Umgebung abzugrenzen … Wenn dies Oase-Konzept einmal Raum greift in der gesamten Altenpflege-*

[34] Vgl. Schmieder M (2007): »Pflegeoasen«. Vortrag auf der Wandsbeker Pflegekonferenz am 20. 03. 2007

[35] Ebd.

Branche, dann könnte es vielerorts ganz schnell heißen: Warum soll ich denn noch Einzel- oder Doppelzimmer anbieten? Da mach ich doch gleich Acht-Bett- oder Zwölf-Bett-Zimmer ...«.

Aus dieser Diskussion entstand eine Evaluationsstudie zur Pflegeoase im Seniorenzentrum Holle. Diese Studie steht unter dem Titel »Im Blick haben« als im Internet[36] zur Verfügung. Sie beinhaltet eine anspruchsvolle Auseinandersetzung zu adäquaten Versorgungsformen für Menschen mit einer demenziellen Erkrankung. Eine weitere wichtige Studie trägt den Titel »Pflegeoasen in Deutschland« und widmet sich den »Forschungs- und handlungsrelevanten Perspektiven zu einem Wohn- und Pflegekonzept für Menschen mit schwerer Demenz«[37]. Qualitativ hochwertige und bedarfsgerechte Angebote für Menschen mit Demenz bereitzustellen, ist erklärtes Ziel von uns allen.

Diese Wohnform bleibt allerdings in Deutschland umstritten; obwohl sie sich offensichtlich in der Schweiz innerhalb des 3-Welten Modells etabliert hat. Sylvia Stadler beschreibt Grundvoraussetzungen, um den Menschen, die in der Pflegeoase leben gerecht zu werden. »Nebst einem Konzept und unterstützenden Rahmenbedingungen, sind insbesondere gut geschulte Mitarbeitende. Sie nehmen mit Achtsamkeit, Flexibilität und Kreativität die scheinbar kleinen Dinge im Leben von an Demenz erkrankten Menschen wahr und reagieren situativ darauf.«[38]

---

[36] Vgl. https://www.demenz-support.de/publikationen/2008/120-im-blick-haben-evaluationsstudie-zur-pflegeoase-im-seniorenzentrum-holle/

[37] Vgl. Brandenburg H, Adam-Paffrath R (2012): Pflegeoasen in Deutschland. Forschungs- und handlungsrelevanten Perspektiven zu einem Wohn- und Pflegekonzept für Menschen mit schwerer Demenz. Schlütersche, Hannover

[38] Stadler-Langhart S (2021): Pflegeoase – ein Einblick in die Praxis. Gerontologieblog.ch

8 Schwierige Situationen und entlastende Hilfen

85. Frage: Können Menschen mit einer Demenz Schmerzen haben?

Ja. Selbstverständlich können Menschen mit einer Demenz auch Schmerzen haben. Sie leiden wie andere alte Menschen auch unter degenerativen Prozessen im Bereich der Gelenke, unter Osteoporose, unter Knochenbrüchen und deren Folgen, unter Tumorschmerzen, unklaren Bauchbeschwerden oder einfach unter Kopf-, Hals- oder Zahnschmerzen, um nur einige Beispiele zu nennen.

Im Unterschied zu Personen, die nicht an einem demenziellen Syndrom erkrankt sind, können Menschen mit einer Demenz allerdings den Schmerz meist nicht als Schmerz benennen oder beschreiben, was los ist. Sie zeigen sich dann häufig auffällig, sind unruhiger, ängstlicher, lauter oder in sich gekehrter als sonst.[39]

---

[39] Vgl. Kojer M (2006): Palliative Praxis. Handbuch für Moderatoren. Robert Bosch Stiftung, Stuttgart

Info
Wenn eine demenziell veränderte Person sich auffällig verhält, muss über eine Schmerzsymptomatik nachgedacht und evtl. ein Assessment zur Schmerzeinschätzung durch die Pflegefachkräfte vorgenommen werden, um eine Schmerzbekämpfung einleiten zu können oder zumindest den Schmerz als Ursache für das veränderte Verhalten auszuschließen.

»Den Pflegefachkräften kommt im interdisziplinären Team auf Grund ihres häufigen und engen Kontaktes zu den Patienten und Bewohnern eine Schlüsselrolle im Rahmen des Schmerzmanagements zu«, heißt es im Expertenstandard »Schmerzmanagement in der Pflege bei akuten Schmerzen«[40].

86. Frage: **Wie definiert man Schmerz?**

Schmerz ist ein unangenehmes Sinnes- und Gefühlserlebnis, das die Internationale Vereinigung zum Studium des Schmerzes (International Association for the Study of Pain – IASP) mit aktueller oder potenzieller Gewebeschädigung verknüpft. Schmerz ist somit ein psycho-physisches Ereignis, ein subjektives Gefühl, dessen Stärke individuell variiert. Das zeigt, dass die Bewertung der Schmerzstärke immer bei der betroffenen Person liegt. Leider haben Untersuchungen gezeigt, dass Ärzte oder Pflegepersonal den Schmerz häufig geringer einschätzen als der Patient. Schmerz ist eine der am stärksten mit Angst besetzten Erfahrungen.[41]

---

[40] Deutsches Netzwerk für Qualitätssicherung in der Pflege (2020): Expertenstandard Schmerzmanagement in der Pflege. Osnabrück

[41] Vgl. Knipping 2008

87. Frage: Welche Zeichen können bei einer demenziellen Erkrankung auf Schmerzen hinweisen?

Verhaltensänderungen

Der Betroffene

- ist appetitlos,
- verweigert die Nahrung,
- will aus dem Bett,
- will nicht stehen oder gehen,
- ist stiller als sonst,
- reagiert nicht auf Ansprache,
- ballt die Fäuste,
- wirkt verängstigt,
- hält die Hand auf die schmerzende Stelle,
- zeigt Angst bei Körperberührungen,
- nimmt eine Schonhaltung ein,
- vermeidet bestimmte Bewegungen.

Gesichtsausdruck

- Angespannte Mimik
- Angstvoll geweitete Augen
- Weinerlich
- Unsicher
- Ärgerlich

Vegetative Zeichen

- Tachykardie
- Blässe
- Übelkeit, Erbrechen
- Schwitzen
- Atemrhythmus ist beschleunigt, hechelnd oder stockend

Verhaltensauffälligkeiten

- Wandern
- Unruhe
- Aufregung

- Weinen, Jammern
- Wut
- Anhaltendes Rufen
- Schlaflosigkeit
- Aggression, Abwehr

88. Frage: Welches Assessmentinstrument lässt sich bei eingeschränkter Kommunikationsfähigkeit für die Schmerzbestimmung nutzen?

In Frankreich wurde ein Schmerzinstrument entwickelt, das auch in Deutschland zur Erfassung des Schmerzes bei Menschen mit demenziellen Erkrankungen dient. Es handelt sich um den ECPA-Bogen (»Echelle comportementale de la douleur pour personnes agées non communicantes«), der von Dr. med. Roland Kunz vom Spital Limmattal in Schlieren übersetzt und mit großem Erfolg im Geriatriezentrum implementiert wurde.

Mithilfe einer systematischen Beobachtung des Verhaltens der Person, besonders bei der Unterstützung verschiedener Lebensaktivitäten, werden Hinweise im Zusammenhang mit Schmerzen viel bewusster wahrgenommen.

Darüber hinaus gibt es noch andere Skalen zur Schmerzerfassung, wie z. B die »Abbey Pain Scale« oder die Analogskala »Beurteilung von Schmerzen bei Demenz« (BESD) der Deutschen Gesellschaft zum Studium des Schmerzes[42].

Zusätzliche gute Informationen sind in der Arbeitshilfe für die Versorgungspraxis der stationären Altenhilfe der Uniklinik Köln, Zentrum für Palliativmedizin[43] enthalten.

---

[42] https://www.oegari.at/web_files/dateiarchiv/editor/besd-skala.pdf

[43] http://www.wegweiser-demenz.de

89. Frage: **Wie wird der ECPA-Bogen eingesetzt?**

Der ECPA-Bogen wird im Abstand von etwa zwei bis drei Tagen vom Pflegepersonal eingesetzt und von jenen ausgefüllt, die eine direkte Pflegeleistung vorgenommen haben. Der ECPA-Bogen enthält drei sogenannte »Dimensionen«.

1. Die erste Dimension umfasst den Bereich »Beobachtungen außerhalb der Pflegeleistung« (verbale Äußerungen, Gesichtsausdruck und spontane Ruhehaltung).
2. Die zweite Dimension umfasst die »Beobachtungen während der Pflegeleistung« (ängstliche Abwehr, Reaktionen bei der Mobilisation, Reaktionen während der Pflege von schmerzhaften Zonen, verbale Äußerungen während der Pflege).
3. Die dritte Dimension beschreibt Auswirkungen auf Aktivitäten (Auswirkungen auf den Appetit, auf den Schlaf und auf die Kommunikation).

Die Pflegefachkraft, die direkte Pflegeleistungen, z. B. die Unterstützung der ABEDL® »Sich pflegen können« durchgeführt hat, füllt die Skalen aus. Daraus ergibt sich ein sogenannter Score (Punktwert), der für eine Bewertungsbreite von »kein Schmerz« bis »schwerster Schmerz« reicht.

Fazit

Bei entsprechender Schulung des Personals erfolgt mit diesem Instrument eine systematische Schmerzerfassung bei alten Menschen mit stark eingeschränkter Kommunikation, die in etwa fünf Minuten erstellt werden kann.

Erkannt wird in diesem Fall die Verhaltensänderung, die ein wichtiger Indikator für Schmerzen sein kann und als Verdachtsdiagnose zur Einleitung einer Schmerztherapie genutzt wird. Das Assessment unterstützt die Kommunikation im multiprofessionellen Team zum Wohl des Patienten, der seine Schmerzen nicht mehr mitteilen kann. Das Instrument vervollständigt die Beobachtung des Patienten, die bei jedem Kontakt dazu gehört.

90. Frage: **Was sollte man über Weglauftendenzen wissen?**

Dieses Phänomen ist in der Pflege von Menschen mit Demenz stark verbreitet. Besonders nach dem Einzug in ein Pflegeheim versucht die demenziell erkrankte Person, in die alte Lebensumgebung zurückzukehren. Manchmal existiert der Wunsch, ins Elternhaus (das schon lange nicht mehr existiert) zurückzukehren.

An dieser Stelle soll nur eine erste Annäherung in Form einer Metapher gegeben werden, um sich in die Gefühle der demenziell veränderten Person hineinzudenken und sie besser verstehen zu lernen.

Stellen Sie sich Folgendes vor: Sie kommen auf eine Feier und kennen außer den Gastgebern niemand. Alle anderen Gäste sind schon da und scheinen sich gut zu unterhalten. Alle Versuche, ins Gespräch zu kommen, misslingen Ihnen, da offensichtlich alle gut beschäftigt sind. Wie fühlen Sie sich? Bleiben Sie lange? Verlassen Sie den Ort? Suchen Sie vielleicht den Ort auf, an dem Sie Menschen kennen, wo Sie verstanden werden? Ich denke, die meisten von uns werden diese letzte Frage mit »Ja« beantworten.

Erst wenn uns dieser Gedankengang klar ist, können wir nach Lösungen für die individuelle Situation suchen, in der sich jede Person befindet, die ihre Einrichtung verlassen möchte. Wir wissen, dass es in jeder Handlung einer demenziell veränderten Person eine Logik gibt und wir müssen herausfinden, worin die Logik der jeweiligen Situation liegt. Wir können die Person mit unseren Erklärungen nicht erreichen. Wir müssen also das anerkennen und aufgreifen, was die Person uns mitteilt; ihre Gefühle wahrnehmen und benennen.

Vielleicht muss die Einzugssituation noch einmal aus diesem Blickwinkel betrachtet werden. Eine demenzielle Erkrankung bringt die betroffene Person in eine Krise, die von Verlusten gezeichnet ist. Vielleicht lassen sich in der Planung des zukünftigen Umgangs mit der Situation die Kenntnisse zu den unterschiedlichen Schweregraden der demenziellen Erkrankungen nutzen? Das Wissen über die Kontaktaufnahme, auch die Kenntnisse zur

Biografiearbeit, zum milieutherapeutischen Ansatz, können helfen herauszufinden, was jemanden sozusagen »in die Flucht« treibt.

Die Hilfen müssen auf die Person abgestimmt werden. Manchmal kann es hilfreich sein, den Eingangsbereich zu verändern; manchmal helfen Möglichkeiten, sich in einem beschützenden Bereich bewegen zu können; manchmal hilft Kaffeeduft als Erinnerungsschlüssel; manchmal hilft eine (sorgfältig ausgewählte) Begleitung etc.

Über eine Fallbesprechung im Team entstehen wichtige Anregungen für Problemlösungen. Der differenzierte Umgang mit den Menschen und der jeweiligen Situation fordert uns jedes Mal aufs Neue heraus. Gerade Personen, die signalisieren, dass sie nicht bleiben wollen, brauchen unser Verständnis, damit sie Sicherheit und Vertrauen entwickeln können. In ihrer Feinfühligkeit (bei einer fortgeschrittenen Demenz) werden alle Entscheidungen emotional geleitet. Sie spüren, ob verlässlich auf ihr Problem eingegangen oder damit umgegangen wird.

Alle Pflege – und Betreuungspersonen sind dafür verantwortlich, dass sich eine vertrauensvolle Beziehung zwischen der erkrankten Person und ihnen entwickeln kann. Ein wichtiger Faktor zum Erlangen von Sicherheit ist die Bezugsperson. Je verlässlicher die erkrankte Person Beziehungen erfährt, umso besser kann sie sich auf das Neue einlassen.

Fazit **Vertrauen schaffen**

Wichtigstes Ziel der Pflege auf dieser Grundlage ist die Bildung von Vertrauen. Stuhlmann (2012) spricht in diesem Zusammenhang vom Konzept der sicheren Basis. In jedem Einzelfall muss sorgfältig zwischen Bezugspflegefachkraft, Mitarbeiter*innen und evtl. auch den Angehörigen überlegt werden, wie man der Person helfen kann, an diesem Ort bleiben zu wollen.

91. Frage: Was gibt Menschen mit Demenz Sicherheit in der Pflegebeziehung?

Sicherheit wird durch Menschen vermittelt. In diesem Zusammenhang spielt das Thema Verantwortung eine Rolle. Je deutlicher die Pflegefachkräfte ihre Verantwortung für die Gestaltung des Pflegeprozesses annehmen, umso zufriedener werden die Menschen sein, die Pflegeleistungen benötigen. Je klarer ich meine Verantwortung sehe, umso mehr Sicherheit entsteht auch für die anderen Mitarbeiter*innen des professionellen Teams; in dem jede/jeder wichtig ist. Ich hebe an dieser Stelle das Engagement aller an der Pflege und Betreuung beteiligter Berufsgruppen hervor.

Durch den Bezug auf die Biografie, eine ganzheitliche Sichtweise, die Integration verschiedener Ansätze zur Pflege von Menschen mit Demenz, durch eine große Achtsamkeit den zu pflegenden Menschen gegenüber entsteht Nähe.

Natürlich gehört zum professionellen Umgang mit Nähe auch immer die professionelle Distanz, die beinhaltet, dass ich als professionelle Pflegekraft oder Betreuungskraft die Probleme der anderen Person wahrnehme und aus der Distanz heraus Hilfen geben oder für Hilfen sorgen kann.

Dieser Grundsatz muss allen an der Pflege und Betreuung beteiligten Personen bekannt sein.

Das bedeutet, die Pflegenden und Betreuenden bauen über ihr Kommunikationsverhalten einen Kontakt auf, durch den sich die erkrankte Person verstanden und angenommen fühlen kann. Gleichzeitig erkennen die begleitenden Personen die Grenzen im eigenen Handeln.

Dieser Pflegeansatz beinhaltet eine Beziehungsgestaltung, die von Wertschätzung für den Menschen, Einfühlungsvermögen für seine Gefühle und der Kenntnis einer professionellen Haltung geprägt ist. An dieser Stelle muss erwähnt werden, dass Menschen mit einer Demenz unbedingt in die Notaufnahme begleitet werden müssen. Sie sind mit der Situation sonst völlig überfordert. In diesem Zusammenhang darf auch die Strukturqualität nicht unerwähnt bleiben, die in der ▶ 97. Frage Beachtung findet.

92. Frage: Was ist mit dem Expertenstandard »Beziehungsgestaltung in der Pflege von Menschen mit Demenz« gemeint?

Der Expertenstandard des Deutschen Netzwerks für Qualitätsentwicklung in der Pflege (DNQP) thematisiert die Beziehungsgestaltung in der Pflege von Menschen mit Demenz. Dieser Standard widmet sich der Frage, wie die Lebensqualität von Menschen mit Demenz verbessert werden kann.

Info

Im Wesentlichen sind es zwei Besonderheiten, die diesen Standard auszeichnen: Es geht ganz konkret um die Beziehungsgestaltung in der Pflege, als therapeutisches Mittel (▶ 32. Frage) und um die sogenannte Person-Zentrierung (▶ 38. Frage).

Im Expertenstandard wird die Auffassung vertreten, dass Menschen mit Demenz Angebote bekommen, die zum Erhalt ihrer Identität dienen, um ihr Person – Sein zu stärken. Sie haben ein Recht darauf mit ihren Gefühlen gehört, verstanden. und angenommen zu werden. Der Kontakt mit Personen mit denen sich der erkrankte Mensch verbunden fühlt ist zu erhalten und zu fördern.

Innerhalb der Expertenstandards verpflichtet sich die Pflege selbst als Berufsgruppe dieser Qualität. Inzwischen sind Standards wie zur Dekubitus-, Sturzprophylaxe oder auch der Expertenstandard Schmerzmanagement

(▶ 85. Frage) gut bekannt. Der MD arbeitet damit und auch bei Gerichtsverhandlungen sind die Standards justiziabel d. h. man kann sich darauf berufen. So dient auch dieser Expertenstandard als ein strategisches Qualitäts- und Entwicklungsinstrument. Für die Versorgungsqualität demenziell erkrankter Menschen ein lange fälliger Standard, der für alle an der Versorgung beteiligten Berufsgruppen Orientierung gibt. Zusätzlich kann die große Berufsgruppe der professionell Pflegenden ihre zentrale Bedeutung für die Lebensqualität von pflegebedürftigen Menschen verdeutlichen.[44]

93. Frage: Welche Handlungen der Pflegefachkraft führen zu einer Gefährdung der Pflegequalität?

- Abschieben der Verantwortlichkeit
- Herunterspielen der eigenen Handlung bzw. der Berufsaufgabe
- Rechtfertigung für Handlungen, die nicht an den Bedürfnissen der Menschen orientiert sind
- Aufteilen bzw. Abstreiten der Verantwortlichkeit
- Entmenschlichung des Opfers (z. B. eine Person als »Wegläufer«, »Schmierer« etikettieren)
- Einer Person die Aufmerksamkeit vorenthalten
- Eine Person in ihrem krankheitsbedingtem Verhalten lächerlich machen
- Abstumpfung (fehlende Bereitschaft, sich empathisch auf die Lebenssituation der demenziell veränderten Menschen einzulassen)
- Mangelhafte Weitergabe von Informationen
- Zusammenarbeit mit Kolleg*innen wird vernachlässigt
- Verständigung über die Beziehungsqualität im Pflegeprozess findet nicht mehr statt
- »Best Practice« (hervorragende Praxis) wird als unrealistisch bezeichnet und evtl. »belächelt«
- Eine Orientierung an Qualitätsmaßstäben findet nicht mehr erkennbar statt
- Expertenstandards werden als zu theoretisch abgelehnt

8

---

[44] https://www.dnqp.de/expertenstandards-und-auditinstrumente/#c4624162

94. Frage: Was sind Merkmale einer Überforderung, die nur die betroffene Pflegekraft bzw. andere Personen aus der Umgebung wahrnehmen?

Selbstwahrnehmung

- Sinnverlust in der Arbeit
- Hilflosigkeit
- Schwindendes Engagement
- Weniger Befriedigung
- Distanzierungswünsche gegenüber Klienten
- Zynismus gegenüber Klienten (bedingt verborgen)
- Depressive Stimmung
- Erschöpfung auf körperlicher, emotionaler und psychischer Ebene
- Schlafstörungen
- Angst

Fremdwahrnehmung – die/der Mitarbeiter*in

- klagt oder schimpft häufiger über ihre beruflichen Anforderungen,
- zieht sich immer mehr zurück,
- klagt, dass sie sich in ihrer Freizeit nicht mehr erholen kann,
- ist häufig krank,
- vernachlässigt ihre Arbeit; ihre Leistungen verlieren die gewohnte Qualität,
- wirkt auf Klienten, Patienten, Bewohnern und Kollegen ungeduldig und gereizt,
- redet/beklagt sich immer bei bestimmten Kolleg*innen,
- schimpft auf die gesamte Berufsgruppe,
- sieht sich als Opfer,
- sucht nicht das Gespräch zu Vorgesetzten.

95. Frage: **Was ist ein »Burnout«?**

»Burnout« kommt aus dem Englischen und steht als Bezeichnung für einen totalen Erschöpfungszustand.

Der Psychoanalytiker Herbert J. Freudenberger beobachtete bereits in den 1970er-Jahren die charakteristischen Symptome an überarbeitetem Personal im Sozial- und Pflegebereich und verwendete den Begriff »Burnout«[45].

Info

Der Begriff »Burnout« steht für einen der Depression verwandten Erschöpfungszustand. Dieser Zustand wird nicht nur durch Überarbeitung ausgelöst, sondern auch durch ein zu einseitiges Leben, das ausschließlich auf Arbeit ausgerichtet ist. Man fühlt sich leer und ausgebrannt. Der moralische Unterton, der in dem »Burnout« mitschwingt, erinnert daran, dass der Mensch eine Balance zwischen Arbeit und Freizeit braucht. Von Freudenberger wurde hervorgehoben, dass besonders sehr engagierte Mitarbeiter*innen betroffen sind.

Das Phänomen, das zunächst als zu hohe Verausgabung in helfenden Berufen wahrgenommen wurde, gilt heute in den unterschiedlichsten Berufen, Rollen und Funktionen. Maslach & Leiter[46] haben folgende Faktoren zusammengefasst, die einen Burnout begünstigen:

- Arbeitsüberlastung (zunehmende Arbeitsintensität und Komplexität)
- Mangel an Kontrolle (sich weniger für die Resultate verantwortlich fühlen, Mikromanagement als Überregulierung des Arbeitsalltags)
- Unzureichende Belohnung (weniger Geld für noch mehr Arbeit)

[45] Freudenberger H (2012): Burn-out bei Frauen. Über das Gefühl des Ausgebranntseins. Fischer, Frankfurt

[46] Vgl. Maslach C, Leiter M. (2001): Die Wahrheit über Burnout. Stress am Arbeitsplatz und was Sie dagegen tun können. Springer, Wien

- Zusammenbruch der Gemeinschaft: Spaltung persönlicher Beziehungen, Untergraben von Teamarbeit, jede/jeder arbeitet für sich allein
- Fehlen von Fairness
- Widersprüchliche Werte: Wir machen nicht das, was wir sagen; wir müssen etwas tun, wovon wir nicht überzeugt sind.

96. Frage: **Was kann eine Pflege- oder Betreuungskraft tun, um einem »Burnout« vorzubeugen?**

Ein »Burnout« ist ein komplexes seelisches Geschehen, das fachmännische Hilfe erfordert. Um dem vorzubeugen, kann es hilfreich sein, wenn man sich darüber im Klaren ist, wie wichtig eine Balance zwischen den Bereichen: Körper, Leistung, Kontakt und Sinn sind. Folgendes ist im Einzelnen damit gemeint:

- Körper, z. B. auf die eigene Gesundheit achten bzw. an die Selbstpflege denken
- Leistung, z. B. den Beruf und die Aufgaben gern zu machen, sich den Anforderungen gewachsen zu fühlen, aber auch Grenzen zu erkennen und sich Hilfe zu holen
- Kontakt, z. B. Kontakte mit Freunden, Familie zu pflegen oder auch eigenen Interessen außerhalb des Berufes nachzugehen
- Sinn, z. B. sich damit auseinander zu setzen, ob man sich selbst verwirklicht, ob das Leben, mit den eigenen Vorstellungen übereinstimmt oder sinnvoll erscheint

Eine Überbetonung des einen Bereichs führt unweigerlich zu Problemen in den anderen Bereichen.[47]

---

[47] Vgl. Seifert L, Tracy B (2002): Work-Life-Balance. Gabal, Frankfurt

Info

Gerade in Spezialeinrichtungen zur Pflege von Menschen mit dementiellen Erkrankungen sollten sich die Mitarbeiter*innen regelmäßig fünf Fragen stellen, die sie sowohl zum Berufsleben, wie auch zum Privatleben beantworten können:

1. Freiheit – Was bedeutet mir Freiheit?
2. Freude – Wie kann ich mir Freude verschaffen?
3. Einfluss – Wie kann ich dafür sorgen, dass ich etwas bewege?
4. Anerkennung – Wo und wie erfahre ich Anerkennung?
5. Gesundheit – Welche Beachtung gebe ich meiner Gesundheit?*

* Vgl. Schmidt ER (2006): »Frauen als Veränderungsmanagerinnen«. Mattli: Seminar

9 Gesundheit – Welche Beachtung gebe ich meiner Gesundheit?

97. Frage: Welche strukturellen Bedingungen müssen geschaffen werden, um Mitarbeiter*innen zu entlasten?

Bei der Überprüfung vermuteter Einflussfaktoren ist immer ein starker Zusammenhang zwischen den beruflichen Belastungen und einem »Burnout« erkennbar. Kurz zusammengefasst ergibt sich eine Personalführung unter folgenden Schwerpunkten:

- Die Organisation gibt Strukturen vor und gibt den Mitarbeiter*innen Sicherheit; gleichzeitig erlaubt die Organisation Unvorhergesehenes und schützt damit vor Überforderung.
- Der Führungsstil ist grundsätzlich wertschätzend und an der Weiterentwicklung von Fachwissen, personalen und kommunikativen Kompetenzen orientiert.
- Die Mitarbeiter*innen haben fundierte Ausbildungen und evtl. Fachweiterbildungen; alle nicht ausgebildeten Mitarbeiter*innen erhalten Fortbildungen zur Pflege oder Betreuung von Menschen mit Demenz.
- Die Aufbau- und Ablauforganisation ist so gestaltet, dass Mitarbeiter*innen ihre Aufgabenbereiche kennen und sich entfalten können.
- Die Anerkennung der geleisteten Arbeit gehört zur Kultur des Hauses, sodass die Vorgesetzten sich als Ansprechpartner verstehen und eine Feedback-Kultur gepflegt wird.
- Es ist vorgesehen, dass Mitwirkung bei bestimmten Entscheidungsprozessen dazu gehört.
- Alle am Pflegeprozess beteiligten Personen erhalten sorgfältige Informationen; eine Überprüfung der Ergebnisse ist institutionalisiert.

- Eine erfolgreiche Kooperation im Team wird als Herausforderung gesehen.
- Verbesserungsvorschläge durch die Mitarbeiter*innen sind ausdrücklich erwünscht.
- Mit anderen Berufsgruppen wird eine gleichberechtigte Zusammenarbeit gepflegt.
- Eine regelmäßige Teamberatung zur Unterstützung des professionellen Handelns wird (von außen) durchgeführt.

98. Frage: Was kann helfen, in Berufen mit hohen psychischen Anforderungen gesund zu bleiben?

Die WHO definiert Gesundheit als einen »*Zustand vollkommenen körperlichen, geistigen und sozialen Wohlbefindens und nicht nur das Freisein von Krankheit und Gebrechen. Krankheit ist ein Zustand körperlicher, geistiger und sozialer Unangepasstheit und des mangelnden oder fehlenden Wohlbefindens.*«

Gesundheit und Wohlbefinden sind ein Prozess, der von vielen Faktoren abhängt. Als Gesundheit kann auch die Fähigkeit gesehen werden, konstruktiv mit Belastungen und Beeinträchtigungen körperlicher, seelischer und sozialer Art umzugehen. Ein positives Grundgefühl kann entscheidend dazu beitragen, gesund zu bleiben. Dazu gehört Vertrauen in sich und die eigene Leistung sowie die Überzeugung, dass man die Fähigkeit besitzt, schwierige Situationen zu meistern. Ebenso wichtig bleibt das Erkennen eigener Grenzen und die Bereitschaft, sich Hilfe zu holen.

Besonders in der Pflege und Betreuung von Menschen mit demenziellen Erkrankungen ist es unerlässlich, im Rahmen von Mitarbeitergesprächen ein Feedback zur beruflichen Rolle zu bekommen. Die Rückmeldungen der Vorgesetzten können zur Entwicklung genutzt werden. Seminare zur Aufarbeitung eigener Erfahrungen oder mit anderen inhaltlichen Schwerpunkten ermöglichen eine Distanzierung zum Arbeitsalltag. »Der Mensch braucht Lob« – mit diesem Titel wurde ein Interview mit Schwester Liliane Juchli überschrieben, das in der deutschen Wochenzeitung »Die Zeit« erschien.[48] Liliane Juchli, die 2020 verstarb, schildert in diesem Interview ihre Erfahrungen mit schwierigen Lebenssituationen im helfenden Beruf und ihren Umgang damit. Auch eine DVD, die zu ihrem 80. Geburtstag erschien, gibt einen Einblick in Juchlis Fähigkeiten, mit Krisen im Leben umzugehen.[49] Pflegende, die Menschen mit Demenz betreuen, brauchen zur Psychohygiene eine Teamberatung. Die Work-Life-Balance mit einem regelmäßigen Wechsel zwischen Arbeit und Freizeit sollte in der Arbeitsorganisation beachtet werden.

99. Frage: Gibt es Fragen, die den achtsamen Umgang mit der Rolle als Pflegefach-, Pflegehilfs- und Betreuungskraft unterstützen?

Zum Gesundbleiben im Betrieb kann eine sorgfältige Rollenanalyse beitragen. Es kann hilfreich sein, sich bei Unklarheiten folgende Fragen zu stellen:

- Was genau ist das Ziel meiner Aufgabe?
- Mit welchen Personen und Stellen habe ich bei der Erfüllung meiner Aufgaben hauptsächlich Kontakt?
- Was erwarten diese Stellen von mir im Zusammenhang mit der Erfüllung meiner Aufgaben?
- Welche Erwartungen habe ich an mich selber?
- Welche Erwartungen habe ich an meine Partner?
- Habe ich in meiner Rolle Möglichkeiten, Einfluss zu nehmen?
- Welche unklaren oder konfliktträchtigen Erwartungen stelle ich im Hinblick auf das, was meine Partner tun sollten, fest?
- Welche Möglichkeiten habe ich, über das Ergebnis zu reden?
- Lässt sich das Ergebnis für Verbesserungen nutzen?[50]

---

[48] Vgl. DIE ZEIT Nr. 2, 2. Januar 2014

[49] Pietscher M (2012): Leiden schafft Pflege. Sr. Liliane Juchli, ein Leben für die Würde des Menschen. DVD. Schlütersche, Hannover

[50] Vgl. Schmidt ER (2003): »Leitbilder weiblicher Führung«. Seminar im Antoniushaus Mattli (CH

100. Frage: Welche Coping-Strategien gibt es, um mit schwierigen Situationen umzugehen?

Nutzen Sie Ihre Fähigkeit, um eine Situation mit dem Verstand zu beurteilen und sich danach zu richten? Gehen Sie sachlich an eine Situation heran? – Dies sind die ersten Schritte zur Psychohygiene.

Dann:

- Informationslücken schließen – Versuchen Sie, mehr über die Situation herauszufinden.
- Beratung einholen – Sprechen Sie mit anderen Menschen über die Situation.
- Möglichst die Anstrengung »abbauen« – Versuchen Sie, die positive Seite zu sehen, ohne das Problem herunterzuspielen.
- Andere Aktivitäten zwischenschalten – Entlasten Sie sich vorübergehend von dem Problem, beschäftigen Sie sich mit anderem.
- Konstruktive Impulse geben – Versuchen Sie auf der Grundlage Ihres jetzigen Verständnisses das Beste daraus zu machen.
- Risiko abklären – Stellen Sie sich vor, was schlimmstenfalls passieren kann und stellen Sie sich darauf ein.
- Nach Alternativen suchen – Suchen Sie nach Alternativen zur Beeinflussung der Situation.
- Auf eigene Erfahrungen stützen – Erinnern Sie sich an Erfahrungen, die Sie in ähnlichen Situationen gemacht haben.
- Spannung reduzieren – Werden Sie aktiv, anstatt zu warten und dadurch weiter Spannung aufzubauen.
- Wichtigkeit prüfen – Besprechen Sie die Situation mit vertrauten Personen, um abzuklären, ob die Belastung objektiv begründet ist.[51]

[51] Vgl. Fengler J (2012): Helfen macht müde. Pfeiffer, München

10 Demenz und Sexualität

Wir haben in der Pandemie gesehen, dass neben der physischen Verletzlichkeit auch die psychische Verletzlichkeit nicht vergessen werden darf. So berichtete mir eine Ehefrau, dass sie ihrem Mann, der wegen einer Demenz in einer stationären Einrichtung lebte, nur in einem Schutzanzug mit Kapuze begegnen durfte. Ihr Mann liebte ihre lockigen Haare, die nun verdeckt waren, und die er bisher bei jedem Besuch sehr gern gestreichelt hatte. Ein zärtliches Ritual des Paares, das beiden in der Demenz des Mannes so wichtig geworden war, durfte jetzt nicht mehr gelebt werden.

Ich dachte darüber nach und mir wurde klar, dass diese Zeit eine »Wüste« für die Gefühle aller Beteiligten gewesen sein muss. Die Menschen mit Demenz, die sich in erster Linie über Gewohntes angenommen und sicher fühlen, haben wahrscheinlich am stärksten gelitten. Nach dieser Erfahrung wurde mir bewusst, dass bei einer ganzheitlichen Sichtweise vom Menschen auch das Thema Sexualität in mein Buch gehört.

In der »Charta der Rechte hilfe- und pflegebedürftiger Menschen« vom BMFSFJ (Betroffene werden in der Charta direkt angesprochen) wird in Artikel 3 zur Sexualität folgendes formuliert: *»Grundsätzlich hat jeder Mensch – unabhängig vom Alter und unabhängig vom Ausmaß des Pflege- und Hilfebedarfs – das Recht auf Sexualität, auf Respektierung seiner geschlechtlichen Identität und seiner Lebensweise. Niemand darf Sie aufgrund ihrer geschlechtlichen Orientierung diskriminieren. Über die Art und Weise intimer und sexueller Beziehungen entscheiden Sie selbst, soweit dadurch die Rechte anderer Personen nicht verletzt werden. Die Möglichkeiten intime Beziehungen auszuleben, sind allerdings abhängig von den Bedingungen und der Ausrichtung der* *jeweiligen Einrichtung. So kann es ratsam sein, sich auch in dieser Hinsicht über die Einrichtung vor unterschreiben des Vertrages zu informieren.«*

Gleichzeitig konnte ich bei der Recherche feststellen, dass dieser Lebensbereich noch immer ein Tabu berührt. Im Begutachtungsinstrument zum Pflegebedürftigkeitsbegriff wird der Themenbereich nicht explizit benannt, obwohl er in den Pflegemodellen (ATL, A(B)EDL oder LA) dazu gehört.

In der gewohnten Form als Frage und Antwort möchte ich Ihnen im Folgenden vermitteln, wie wichtig es ist, sich mit dem Themenbereich Demenz und Sexualität – am besten unter Berücksichtigung eines diversitätssensiblen Ansatzes – auseinanderzusetzen.

Nehmen Sie den zentralen Einfluss durch Sexualität und Geschlecht wahr und erkennen Sie an, dass dieser Einfluss auch bei einer Demenz nicht beendet ist. Lassen Sie uns also nach Wegen suchen, um es Menschen mit Demenz zu ermöglichen, ihre Sexualität zu leben.

101. Frage: **Was ist Sexualität?**

Die Sexualtherapeutin Monika Herda definiert Sexualität (zumindest in unserem Kulturkreis) als Lebensenergie und Ressource, die weit mehr umfasst als die genitale Sexualität, also Geschlechtsverkehr oder selbstbefriedigende Handlungen. Sexualität bedeutet Berührung, Wärme, Sinnlichkeit, Erregung, Geborgenheit, Spannung, Entspannung und Identität.

Sexualität steht prinzipiell jedem Menschen zur Verfügung – unabhängig vom Alter, Geschlecht, sexueller Orientierung oder Identität. Sie betrifft den ganzen Menschen und spielt in viele seiner Wünsche, Sehnsüchte, Gedanken, Fantasien und Handlungen hinein. Das bedeutet, dass uns die Sexualität von der Geburt bis zum Tod begleitet und die unterschiedlichsten Bedürfnisse erfüllt, natürlich auch unterschiedliche Ausdrucksformen hat, die gestaltet und entwickelt werden müssen.

Info
Wir sprechen von sexueller Identität als das grundlegende Selbstverständnis der Menschen darüber, wer sie als geschlechtliche Wesen sind, wie sie sich selbst wahrnehmen und wie sie von anderen wahrgenommen werden wollen.

In diesem Zusammenhang darf nicht unerwähnt bleiben, dass es nach Schätzungen des niedersächsischen Sozialministeriums in Deutschland bis zu 1,8 Millionen lesbische, schwule, bisexuelle, trans- und intergeschlechtliche (LSBTI*) Senior*innen über 60 Jahre gibt.[52]

102. Frage: **Was gehört zur Sexualität?**

Der niederländische Sozialethiker Paul Sporken hat uns in den 1980er-Jahren eine besondere Sicht auf die Sexualität vermittelt. Er spricht von drei Kreisen:

- **Der äußere Kreis** umfasst Verhaltensweisen in menschlichen Beziehungen, wie Blicke, Gespräche, Gesten der Zuneigung, also wenig direkt sexualisierte Kommunikation. Im Grunde sind das Verhaltensweisen, die wir zunächst nicht mit Sexualität in Verbindung bringen würden, die aber durchaus sexuell geprägt sein können.
- **Der mittlere Kreis** steht für den gesamten Gefühlsbereich, für Zärtlichkeit, Sinnlichkeit, Berührung, Erotik, direkte verbale Kommunikation.
- Lediglich **der innerste und damit kleinste Kreis** steht für den genitalen Bereich der Sexualität.

[52] Vgl. Schmidt D (2019): Demenz & Sexualität im Pflegealltag aus LSBTI*-Perspektive, Berlin

103. Frage: Welchen Einfluss nimmt eine Demenz im Alter auf die Sexualität?

Sexuelle Gefühle und Sehnsüchte dauern auch bei Menschen mit Demenz an. Demenz und Sexualität schließen sich nicht aus. Oft verflachen die Gefühle und Gefühlsäußerungen, manchmal bleibt das Interesse gleich, doch es kann auch gesteigert sein.[53]
Die Wirkung einer Demenz auf die Sexualität unterscheidet sich je nach Person, Krankheitstyp einer Demenz und natürlich auch nach dem Schweregrad der Erkrankung. Zu Beginn einer Erkrankung muss die Sexualität nicht beeinflusst sein. Mit dem Fortschreiten, wenn die Verhaltensweisen sich verändern, soziale Fertigkeiten der Sprache und Kommunikation abnehmen, Alltagsprobleme nicht mehr ohne Hilfe gelöst werden können und wenn Pflegebedürftigkeit eintritt, verändert sich nicht nur das ganze Leben, sondern auch die Sexualität radikal. Intimität und Sexualität können dann nicht mehr uneingeschränkt gelebt werden. Umso bedeutungsvoller sind dann zärtliche Rituale, wie in dem Beispiel, als der an Demenz erkrankte Mann es liebte, die Locken seiner Frau zu streicheln.

Die Alzheimer-Gesellschaft weist besonders auf Schwierigkeiten in der Gruppe der hochaltrigen Homosexuellen hin. Ihnen falle es schwer, sich nach vielen Jahren der persönlich erlebten Diskriminierung in der Pflegesituation zu outen. Trotz der vermutlich 122.000 homosexuellen Menschen mit Demenz tauchen diese in Einrichtungen der Altenhilfe so gut wie gar nicht auf.[54]

104. Frage: Welche besonderen Probleme bestehen bei einer demenziellen Erkrankung?

Obwohl Bedürfnisse nach Liebe, Zärtlichkeit, Intimität auch bei Menschen mit Demenz bis ins hohe Alter erhalten bleiben, wird es durch die krankheitsbedingten Einschränkungen immer schwieriger, die eigene Sexualität zu leben. Es wird schwieriger, der Liebe Raum zu geben, wenn Intimsphäre

---

53 https://www.alzheimer-schweiz.ch
54 https://www.pharmazeutische-zeitung.de

und Privatheit in den unterschiedlichen Versorgungsformen begrenzt werden. Auch in der Privatheit ändert sich die Paarbeziehung, weil die Gleichheit und Gegenseitigkeit immer mehr verschwinden.

Sexuelle Wünsche, Hoffnungen und Fantasien haben alle Menschen. Mit einer fortgeschrittenen Demenz können Menschen diese Wünsche aber nicht mehr angemessen äußern. Sie sind darauf angewiesen, dass andere ihre Bedürfnisse anerkennen und sensibel damit umgehen. In ▶ Frage 41 wurde die Bedeutung von Sinnesanregungen in Form der Basalen Stimulation® für Menschen bereits beschrieben. Ich greife das bewusst an dieser Stelle nochmal auf, um zu zeigen, dass dadurch die Sinne angesprochen werden und ein Wohlgefühl entstehen kann.
Durch die Demenz kommt es zu Missverständnissen, Fehleinschätzungen, Irrtümern, falschem Auslegen des Verhaltens, vielleicht auch zu Tabubrüchen. Da soziale oder moralische Verhaltensnormen zunehmend vergessen werden, kann die Betroffene diese Entgleisungen nicht selbst erkennen. Wenn sich das sexuelle Verhalten zu einer Hypersexualität entwickelt, reagieren die Zugehörigen meist mit Scham und Betroffenheit.

Wichtig **Die Demenz ändert – alles**

Zwanghaftes Masturbieren, Berühren der Brüste oder anderer intimer Körperregionen von Pflegenden, unsittliche Angebote, Entkleiden in der Öffentlichkeit etc. haben in der Regel nichts mit den sexuellen Neigungen des Menschen zu tun, wie er sie vor der Krankheit hatte.*

* Kölner Ethik-Konferenz (Hrsg.) (2019): Sexualität in Einrichtungen der stationären Altenhilfe. https://www.erzbistum-koeln.de/seelsorge_und_glaube/krankheit_und_pflege/ethik-medizin-pflege/

Sowohl Männer als auch Frauen sind im fortgeschrittenen Alter durchaus noch sexuell aktiv. Wenn alte Menschen nicht mehr in Partnerschaft leben, ist gelebte Sexualität meist auf Selbstbefriedigung begrenzt.[55] Dies ist inzwischen gesellschaftlich weitgehend akzeptiert.

---

[55] van der Vight-Klußmann 2014

Bei Menschen mit einer Demenzerkrankung wird der Bereich der Sexualität aufgrund der Belastungen der Partner*innen, Angehörigen oder des Pflegepersonals allerdings oft »pathologisiert«.[56] Die kognitiven Leistungseinbußen werden von emotionalen Schwierigkeiten und Verhaltensauffälligkeiten begleitet, sodass Veränderungen im Bereich der Sexualität als zusätzliche Last beschrieben werden, ganz besonders erkennbar bei Personen mit einer frontotemporalen Demenz (▶ 10. Frage). Bei dieser Form der Demenz verändert sich die Verhaltenskontrolle, sodass soziale Normen keine Rolle mehr spielen. Wenn diese Kontrolle wegfällt, werden sexuelle Wünsche ohne Scham in der Öffentlichkeit geäußert oder Handlungen im genitalen Bereich vorgenommen. Wichtig ist, dass es so sein kann, aber nicht sein muss und dass die Ursache für das Verhalten in der hirnorganischen Veränderung liegt.

Vor allem ältere Angehörige der sog. LSBTI*-Communities geraten durch eine Demenz in eine schwierige Lage. Da sie lange Zeit ihres Lebens diskriminiert wurden, können alte Ängste wieder auftreten. Gerade zu Beginn der Erkrankung, wenn die Gedächtnisleistung nachlässt, kann die »alte Furcht« vor Entdeckung der sexuellen Identität stark belasten. Erlebnisse, Erfahrungen und die damit verbundenen Gefühle beeinflussen den Lebensstil des Menschen bis ins hohe Alter hinein, sodass sie sich wieder schämen, so gelebt zu haben. Möglicherweise werden die lebenslangen Liebespartner*innen, die vertraut sind und Sicherheit geben könnten, in den Institutionen nicht anerkannt.

Menschen mit einem Migrationshintergrund und einer Demenz erinnern mit dem Fortschreiten der Erkrankung oftmals nur ihre Muttersprache. Da die Demenz schon die Kommunikation erschwert, kommt ein weiteres Problem hinzu: Bezogen auf die Sexualität wird es dann noch schwieriger, eigene Vorstellungen und Bedürfnisse deutlich zu machen. Außerdem bekommen Normen und Werte der Kultur, in der die Person aufgewachsen ist, eine immer größere Bedeutung.

[56] Ebd.

105. Frage: **Wie lässt sich Verhalten erklären und verstehen?**

Das Selbstbild und die Selbsteinschätzung beziehen sich bei einer fortgeschrittenen Demenz häufig auf die biografisch zurückliegende Lebenszeit. Wenn diese Lebenszeit mit Jugendlichkeit, Attraktivität und sexueller Aktivität verbunden war, wähnt sich die demenziell erkrankte Person manchmal in dieser Lebensphase. Angehörige, Pflegende oder begleitende Personen werden verwechselt und für Liebespartner gehalten. Sehr gut nachvollziehbar wird das in dem Film »Vergiss mein nicht« von David Sieveking, in dem die demenziell erkrankte Mutter ihren Sohn mit ihrem Ehemann verwechselt.

Die Hilfe zur Körperpflege ist für viele Menschen schambesetzt; genauso wie Berührungen des nackten Körpers von fremden Personen. Menschen mit Demenz reagieren mit starken Gefühlen und das Entblößen wird entsprechend abgewehrt. Manchmal wird das Entkleiden aber auch als Aufforderung zu sexueller Betätigung verstanden. Ebenso können die Berührungen durch die Pflegenden Wünsche und sexuelle Fantasien hervorrufen, die dann bei Männern mit Demenz durch die Verkennung der Situation sexuell so stimulierend wirken, dass es zur Erektion kommt.

Erfahrungen, die im Zusammenhang mit sexuellen Bedürfnissen gemacht wurden, sind nicht immer positiv. Wenn die gelebte Sexualität angstbesetzt oder mit Abwehr verbunden war, wird sich das bei einer Demenz verstärken. Berührungen oder das Entkleiden werden massiv abgelehnt oder ängstlich verwehrt. Aus der Angst entsteht häufig Aggression. Es ist wichtig, jedes Verhalten im lebensgeschichtlichen Zusammenhang zu betrachten, um es nachzuvollziehen und die Person nicht zu verurteilen oder gar zu zwingen.

Menschen mit Demenz benötigen einen besonderen Schutz auch im Rahmen der Sexualität. Es ist sehr wichtig, die Subjekthaftigkeit[57] des alten Menschen mit Demenz auch in der Sexualität nicht in Frage zu stellen und sie vor Übergriffen, sexualisierter Gewalt und Machtmissbrauch zu schützen.

---

[57] Vgl. Schwerdt S. 331

106. Frage: Was ist bezüglich der Sexualität wichtig, wenn ein*e Partner*in an einer Demenz erkrankt?

Jedes Paar*/jede Person* hat seine/ihre eigene Lebens- und Liebesgeschichte sowie ein spezifisches sexuelles Miteinander. Zärtlichkeiten, Rituale, Gesten fließen in dieses Miteinander ein. Die Herausforderung liegt darin, das Recht der Menschen mit einer Demenzerkrankung auf Sexualität zu wahren und gleichzeitig die Grenzen, die der/die Partner*In spürt anzuerkennen. In der Zweisamkeit liegen die Entscheidungen über das Liebesleben bei den Paaren. Nach Beobachtungen ziehen sich Ehefrauen von Männern mit Demenz eher zurück, als Männer von Ehefrauen mit Demenz.[58] Über lesbische, schwule, bisexuelle, trans- und intergeschlechtliche (LSBTI*) Menschen werden keine Angaben gemacht.

Wenn mit dem Fortschreiten einer Demenz die kognitiven Leistungen immer stärker in den Hintergrund treten und die Abhängigkeit bei der Unterstützung der Lebensaktivitäten zunimmt, müssen die Partner*innen, enge Freund*innen und Angehörigen Handlungen übernehmen, die der betroffene Mensch sonst selbstständig ausgeführt hat. Das kann zu Abwehr und Konflikten führen, da die erkrankte Person sich nicht als hilfebedürftig wahrnimmt und ihre Autonomie wahren möchte. Aber auch für Angehörige wie Tochter/Schwiegertochter/Sohn/Schwiegersohn kann es überfordernd sein, die Mutter/den Vater z. B. bei der Körperpflege – besonders im Intimbereich – zu unterstützen.

Gerade weil das Thema Sexualität jeden Menschen angeht, ist es wichtig, die Beziehung auch weiterhin liebevoll zu gestalten. Sehr gut beschrieben wird das auf der Website von »Alzheimer-Nederland«.[59] Es ist gut und wichtig, in dieser Lebenssituation Hilfe und Beratung in den spezialisierten Beratungsstellen, etwa bei »Pro familia« zu suchen. Für Menschen aus der LSBTI*-Community gibt es spezialisierte Beratungsstellen wie z. B. die Schwulen Beratung Berlin – »Vielfalt leben«.

[58] Vgl. Müller-Hergl 2019 in »Altern, Sexualität und Demenz«
[59] www.dementie.nl

107. Frage: Welche Herausforderungen ergeben sich innerhalb der ambulanten Versorgungsstruktur?

Obwohl sich das ganze Leben durch die Demenz verändert, bieten die Wohnung oder das Haus zu Beginn der Erkrankung Geborgenheit und Intimität. Wenn nun aber fremde Personen in diesen beschützenden Raum hinein möchten, ist das eine Verunsicherung. Durch Zuspruch von Vertrauenspersonen kann es gelingen, das Einverständnis der erkrankten Person zu bekommen.

Gerade in den Bereichen Körperpflege, Ernährung, Mobilität und hauswirtschaftlicher Versorgung kommt es zu einem engen Kontakt zwischen zwei Personen.[60] Diese »Annäherungen« betreffen den ganzen Menschen, der sich oftmals aufgrund der demenziellen Erkrankung diese »Grenzüberschreitungen« nicht erklären kann. Normalerweise lassen wir intime Zonen des Körpers, dazu gehört auch der Mundbereich, nicht von fremden Personen berühren.

Außerdem findet die Versorgung im privaten Raum der zu pflegenden Person statt. Da Berührungen sonst von den Lebenspartner*innen übernommen werden, kann es zu Fehleinschätzungen hinsichtlich der Rolle der Pflegekraft kommen. Die Verkennung der Situation kann sexuelle Wünsche hervorrufen.

Falls Partner*innen da sind, ist es wichtig, dass die Pflegepersonen auch zu ihnen einen guten Kontakt aufbauen, um Schamgefühle oder auch Eifersucht oder Rivalität zu mindern.

[60] Vgl. Abt-Zegelin A (2002): »Pflege ist intimer als intim...« in: Zum Wesen beruflicher Pflege Die Schwester/Der Pfleger 41. Jahrg. 7/02

108. Frage: Welche Herausforderungen ergeben sich innerhalb der stationären Versorgungsstruktur?

Wenn eine Person mit einer Demenz ins Altenpflegeheim einziehen muss, wird die Situation besonders heikel, da dem Privaten – von Ausnahmen abgesehen – wenig Raum gegeben wird. Durch die geistigen und körperlichen Einschränkungen der erkrankten Person ist das Eindringen fremder Menschen in den Privatbereich die Regel.

Durch den Verlust der gewohnten Lebensumgebung entsteht für Menschen mit Demenz eine starke Belastung. Sie wissen nach dem Umzug nicht, wo sie sind, wähnen sich im Hotel oder im Krankenhaus und suchen ihr Zuhause, mit all dem, was vertraut und gewohnt war. Wenn die demenzielle Erkrankung so weit fortgeschritten ist, dass sie sich in ihre Kindheit versetzt fühlen, suchen sie ihr Elternhaus, das ihnen Geborgenheit gab. Liebevoll beschrieben wird das von Arno Geiger in seinem Buch »Der alte König in seinem Exil«. Es kann natürlich passieren, dass sich jemand in ein fremdes Zimmer begibt und dort ins fremde Bett legt.

Das Überschreiten der Grenzen wird bei der Körperpflege, Ernährung und Mobilität ähnlich wie bei der Pflege im ambulanten Bereich erlebt. Bei der Unterstützung der Körperpflege kann außerdem ein Abweichen von bisher Gewohntem erschwerend wirken, z. B. gab es in der Wohnung vielleicht keine Dusche, sodass diese nun bedrohlich wirkt.

Auch der Ablauf der Versorgung kann Schwierigkeiten machen. Vielleicht hatte die Betroffene die Gewohnheit, vor der Körperpflege erst einen Kaffee zu trinken, und wird nun das Bad nicht betreten, bevor sie einen Kaffee getrunken hat. Das hat zunächst nichts mit Sexualität zu tun, lässt sich jedoch auf vertraute Begrüßungsrituale zwischen den Partner*innen, z. B. den Kuss am Morgen übertragen.

109. Frage: Worauf kommt es in der ambulanten und stationären Versorgung an?

Innerhalb der ambulanten und stationären Versorgungslandschaft ist die Auseinandersetzung mit dem Thema »Demenz und Sexualität« als Führungsaufgabe anzuerkennen und ins Qualitätsmanagement aufzunehmen. Im Rahmen der Qualitätssicherung können Konzepte oder sogar Leitlinien zum Umgang mit Menschen mit Demenz und ihrer Sexualität entwickelt werden.

Alle Mitarbeiter*innen der multiprofessionellen Teams sind zum Umgang mit Demenz und Sexualität zu schulen, um sie darin zu unterstützen, den Anforderungen ihrer beruflichen Aufgabe gerecht zu werden und gleichzeitig die Grenzen der eigenen Rolle wahrzunehmen und einzuhalten. Bei den Pflegefachkräften ist dies bereits ein Teil der Ausbildung, der aber entsprechend der Komplexität des Themenbereichs, z. B. durch die Geschlechtervielfalt, in Fort- und Weiterbildungen erweitert werden muss.

Als wichtige Orientierung dient die in ▸ Frage 33 beschriebene Haltung der Pflege- oder Betreuungskraft, die demenziell erkrankte Person in ihrem »So sein« zu verstehen. Dem reduzierten Bild von Pflege auf »handwerkliche Tätigkeiten« ist an dieser Stelle ausdrücklich zu widersprechen. Nur der Aufbau einer professionellen ganzheitlichen Beziehung mit klaren Zuständigkeiten schafft die Grundlage für ein Vertrauen, sodass z. B. nach sorgsamer Kontaktaufnahme intime Zonen berührt werden dürfen.

Mit dem Vorwissen, das sexuelle Gefühle und ein Bedürfnis nach Zärtlichkeit auch bei einer Demenz nicht verloren gehen, lässt sich leichter ein Verständnis für die demenzkranke Person entwickeln. Bei einem person-zentrierten Ansatz (siehe Frage 38) wird ohnehin im Team nach Lösungen gesucht, um den Menschen wertschätzend zu unterstützen. Unreflektierte Abwertung der Sexualität wird dadurch vermieden.

Wenn es zu sexuellen Reaktionen, z. B. zur Erektion beim Waschen kommt, darf die Person mit einer Demenz nicht bloß gestellt werden. Die Pflegekraft sollte sich hier dezent zurückziehen. Jede sexuell geprägte Situation erfordert ein umsichtiges, klares Verhalten, für das idealerweise eine Leitlinie zur Verfügung steht, oder das bei der Einarbeitung thematisiert wurde oder das aus der Situation heraus selbstverständlich bei der vorgesetzten Person abgeklärt wird. Es ist gut, wenn geschaut wird, welche auslösenden Faktoren die Reaktion herbeigeführt hat.

Strukturierte Fallkonferenzen oder Fallbesprechungen sind geeignete Instrumente, um nach Lösungen zu suchen, der betreffenden Person ihre Sexualität zu ermöglichen, ohne dabei die berechtigten Grenzen anderer Personen zu überschreiten.

Nicht die Gesellschaft ist bunt, sondern das Alter auch. Das bedeutet, dass es wichtig ist sexuelle und geschlechtliche Minderheiten nicht auszugrenzen, sondern in den unterschiedlichen Versorgungsformen zu versuchen der Individualität eines jeden Menschen gerecht zu werden. Es gab einen wichtigen Beitrag zur Angst vor dem Pflegeheim von gleichgeschlechtlichen Paaren in der vom NDR ausgestrahlten Sendung » DAS« am 11. Mai 2022.[61]

Mitarbeiter*innen sind darin zu stärken, sich mit ihrer Einstellung zur Sexualität auseinander zu setzen, um offen über Erlebtes berichten zu können, wenn das Verhalten einer Patientin/eines Patienten sie irritiert hat oder sie sich bedrängt oder belästigt fühlen. Nur wenn die Mitarbeiter*innen es wagen, um Hilfe zu bitten, kann ein offenes Klima zum Umgang mit Sexualität entstehen.

Bei allen Übergriffen – in welcher Form auch immer – ist sofort die vorgesetzte Person zu informieren, um eine Entlastung zu erreichen und gemeinsam zu überlegen, worauf es jetzt ankommt. Durch einen offenen Umgang mit Problemen und der Suche nach Lösungen kann man Vorurteilen entgegen wirken. In diesem Zusammenhang muss bedacht werden, dass die Mitarbeiter*innen der Fürsorge und des Schutzes bedürfen.

[61] Interview von Inka Schneider mit John Neumeier und Prof. Herrman Reichenspurner

Tipp
Zu diesem Themenbereich ist ein Handlungsleitfaden für Pflegekräfte erschienen: Sexuelle Übergriffe und Gewalt im Pflegealltag von Gabriela Koslowski, Schlütersche Fachmedien GmbH, Hannover.

110. Frage: Wie lässt sich der Umgang mit der Sexualität von pflegebedürftigen Menschen mit Demenz erleichtern?

Der Einfluss der Sexualbiografie ist bei Personen, die an einer Demenz erkranken, genauso bedeutsam wie die übrige Biografie (▶ 56. Frage). Der englische Sozialpsychologe Tom Kitwood hat die Einzigartigkeit eines jeden Menschen in den Mittelpunkt gestellt und gibt damit auch der individuellen Sexualbiografie ihren Wert. Beim Fortschreiten der Erkrankung können Menschen mit einer Demenz die Fragen, wer sie sind und was ihnen in ihrem Leben wichtig ist, immer weniger beantworten. Sie sind auf pflegende oder begleitende Personen angewiesen, die ihr Bedürfnis nach sexueller Identität anerkennen. Das ist besonders in der Pflege von Menschen mit einer queeren Lebenshaltung wichtig, um sie in unserer heteronormativ geprägten Welt nicht ungewollt zu diskriminieren. Werte und Normen, die die Sexualität der Person geprägt haben, welches Verhältnis zur Körperlichkeit im Laufe des Lebens entstanden ist und welche Sprache im Alltag zur Sexualität benutzt wurde, sind drei Bereiche, die im Kontext des lebensgeschichtlichen Zusammenhangs der demenziell erkrankten Person das Verstehen erleichtern können. Der amerikanische Psychiater Irvin D. Yalom sagt: *»Sexualität ist das Zentrum der Vitalität.«*[62]

[62] Yalom ID (2015): Yaloms Anleitung zum Glücklichsein. DVD, Alive – Vertrieb und Marketing.

Dabei ist es wichtig, sich mit eigenen Prägungen auseinanderzusetzen. Idealerweise innerhalb einer Supervision oder bei Fortbildungen. Wenn eine gute Atmosphäre im Team vorhanden ist und niemand Angst hat, etwas Falsches zu sagen, kann über diese Bereiche auch während einer themenzentrierten Teamsitzung gesprochen werden. Es geht hierbei nicht um ein Coming Out im Team!

Zugänge zum Thema bei Patient*innen, Bewohner*innen zu finden, setzt ein großes Verständnis voraus. Nur wenn ein Vertrauensverhältnis zu der erkrankten Person entstanden ist und die Demenz es zulässt, können Fragen beantwortet werden. Es hat sich bewährt, wenn die Vertrauensperson mit dem Betroffenen mal über den ersten Kuss, die erste »große« Liebe oder über Freibadbesuche, Tanzvergnügen spricht. Vielleicht kann zu Beginn der demenziellen Erkrankung auch erörtert werden, ob Sexualität überhaupt ein Thema im Elternhaus war, wann, wie und durch wen Aufklärung stattfand.

Wenn die Person selbst keine Auskunft mehr geben kann, wird es mühsam, weil die Angehörigen entweder nicht über die Intimitäten der Person Bescheid wissen oder nicht darüber sprechen möchten.

111. Frage: Wie wird diese Thematik woanders wahrgenommen und gelebt, z. B. in den Niederlanden?

In den Niederlanden scheint man offener mit dem Themenbereich Sexualität und Demenz umzugehen. Ich habe gut formulierte und reflektierte Empfehlungen/Antworten auf Fragen im Zusammenhang mit »Intimität« nach einem Hinweis von Johannes van Dijk – Fachreferent für DCM und Gerontopsychiatrie – auf der Website von »Alzheimer Nederland« gefunden. Dort werden folgende Fragen ausführlich beantwortet:

1. Wenn Ihr Partner an Demenz leidet
2. Intimität und Sexualität
3. Tipp: Alzheimer Café über Beziehungen und Intimität bei Demenz
4. Tipps, um ein liebevolles Verhältnis zum Partner zu bewahren
5. Umgang mit Schamgefühlen

6. Dilemma: Mein Partner ist intim mit einer anderen Person. Darf ich das verbieten?
7. Erfahrung: »Ich kann nur mit ihm »schlafen« bzw. »sexuell Kontakt haben« oder »Geschlechtsverkehr« haben, wenn ich noch genügend »etwas« für ihn empfinde«.[63]

Es ist beeindruckend, wie sensibel die Veränderungen in der Sexualität und Partnerschaft aufgegriffen werden und dann klar formulierte Empfehlungen erfolgen. Die Tipps, ein liebevolles Verhältnis zum Partner zu bewahren, sind berührend einfach und lassen sich auch dann leben, wenn der Partner nicht mehr zuhause wohnt. Es wird betont, wie wichtig es ist, gerade bei einer Demenz schöne Momente zu schaffen und zu schätzen.
Im Umgang mit Menschen mit Demenz hat die beziehungsorientierte Dimension von Sexualität, besonders Bindung und Zärtlichkeit, große Wichtigkeit und wird offensichtlich im Sinne einer Kompensation krankheitsbedingter Defizite für die betroffenen Personen als Ressource betrachtet.

In den Niederlanden sind seit den 1970er Jahren sogenannte »Sex helpers« bekannt, Personen, die hierzulande als Sexualassistent*innen*oder Sexualbegleiter*innen bezeichnet werden. *»Sexualbegleiter*innen sind Frauen und Männer, die aus einer transparenten und bewussten Motivation heraus, Menschen mit einer körperlichen, seelischen/psychischen oder geistigen Beeinträchtigung/Behinderung Hilfestellungen zum Erleben ihrer Sexualität anbieten und dies zu ihrem Beruf machen«.*[64] (Nina de Vries, Vortrag)

Die Sexualassistenz lässt sich nicht in wenigen Sätzen bearbeiten. Für interessierte Leser*innen empfehle ich die Bachelorarbeit von Stephanie Lembke, die 2017 mit dem Titel »Rubbel etwas fester, Schwester!« – Sexualassistenz für Menschen mit Demenz in stationären Pflegeeirichtungen« bei der Fakultät Life Sciences – Department Gesundheitswissenschaften an der Hochschule für Angewandte Wissenschaften Hamburg, eingereicht wurde.[65]

[63] www.dementie.nl/omgaan-met-dementie/zorgen-voor-je-naaste-en-jezelf/intimiteit/wanneer-je-partner-dementie-heeft
[64] http://www.regierung.unterfrankenbayern.de/assets/2/3/referat_nina_de_vries_lust_statt_frust.pdf
[65] https://reposit.haw-hamburg.de

Um nochmal auf die Empfehlungen aus den Niederlanden zurückzukommen: Zur ersten Frage: »Wenn Dein Partner Demenz hat«, heißt es, dass sich die Beziehung dramatisch verändern wird. Dazu ein Zitat einer Tochter: *»Ich fand es schön zu sehen, wie meine Mutter es wagte, die Zuneigung zu meinem Vater in ihrer Demenz offen zu zeigen. Davor hat sie es nie so gezeigt.«* (Andrea 54 Jahre)

Ich denke, dass diese ermutigende Aussage dieses Zusatzkapitels zu Demenz und Sexualität abschließen kann. Wir wissen, bei einer demenziellen Erkrankung treten die Gefühle immer stärker in den Vordergrund. Der Ausdruck der Gefühle ist eine Ressource zum Verständnis, besonders, wenn diese Menschen bis zur Diagnose ihrer Erkrankung kontrolliert ihre emotionale Verfassung verborgen haben.

Wichtige Adressen

- Bundesministerium für Familie, Senioren; Frauen und Jugend, www.bmfsfj.de (Stichwort: Demenz)
- Bundesministerium für Gesundheit und Soziale Sicherung, www.bundesgesundheitsministerium.de (Stichwort: Demenz)
- www.wegweiser-demenz.de und zu Projekten: Zukunftswerkstatt Demenz
- www.wege-zur-pflege.de
- Deutsche Alzheimer Gesellschaft e. V. Selbsthilfe Demenz, Berlin e. V., www.deutsche-alzheimer.de (Stichwörter: Alzheimer-Telefon, E-Mail-Beratung, Alzheimer-Gesellschaften und Anlaufstellen, Unterstützung und Pflege [Linksuche] Gedächtnissprechstunden, Informationsblätter [Downloads])
- Kuratorium Deutsche Altershilfe, www.kda.de (Stichwort: Demenz)
- Demenz-Support, www.demenz-support.de (Links und Publikationen aufrufen, auch Erklär-Filme sind abrufbar)
- Bundesministerium für Bildung und Gesellschaft
- Allianz für Menschen mit Demenz – Lokale Allianz für Menschen mit Demenz, www.bafza.de
- Aktion Demenz, www.aktion-demenz.de
- Bundesvereinigung Lebenshilfe, www.Lebenshilfe.de
- queer-im-alter.de
- Online-Kurs für Lehrende an Pflegeschulen auf Basis des Praxishandbuchs-bereitgestellt durch die Bundesinteressenvertretung schwuler Senioren (Biss e.V.), schwuleundalter.de

Informationsmaterialien

Deutsche Alzheimer Gesellschaft e. V.:

- Das Wichtigste über die Alzheimer-Krankheit und andere Demenzformen
- Miteinander aktiv – Alltagsgestaltung und Beschäftigungen für Menschen mit Demenz
- Leitfaden zur Pflegeversicherung
- Allein leben mit Demenz – Herausforderung für Kommunen
- Mit Demenz im Pflegeheim
- Menschen mit Demenz im Krankenhaus

Bundesministerium für Gesundheit und Soziale Sicherung

- Wenn das Gedächtnis nachlässt
- Ratgeber zur Pflege
- Pflegen zu Hause
- Informationen für Demenzkranke und ihre Angehörigen
- Ratgeber für behinderte Menschen
- Leben in Balance – Seelische Gesundheit von Frauen
- Strukturierung und Beschreibung pflegerischer Aufgaben auf der Grundlage des neuen Pflegebedürftigkeitsbegriffs (Uni Bielefeld, Institut für Pflegewissenschaften)
- Die Pflegeleistungen zum Nachschlagen
- Die nationale Demenzstrategie

Bundesministerium für Familie, Senioren, Frauen und Jugend

- Charta der Rechte hilfe- und pflegebedürftiger Menschen (Pflege-Charta)
- Bessere Vereinbarkeit von Familie, Pflege und Beruf – Gesetzliche Regelung seit dem 1. 1. 2015
- QUEER IM ALTER – Öffnung der Altenhilfe für LSBTIQ* (Modellprojekt der Arbeiterwohlfahrt e.V.)
- Demenz und Krankenhäuser – Aufbau demenzfreundlicher Strukturen

Bundesministerium des Innern

- Jedes Alter zählt
- 2. Demografiegipfel Mai 2013 u. a. Allianz für Menschen mit Demenz

DBfK (Deutscher Berufsverband für Pflegeberufe)

- Stark für die Pflege
- DBfK Fortbildungsreihe »Queer im Alter« 2022 – Online-Bildungsreihe des Regionalverbands Südwest
- ICN-Ethikkodex für Pflegende
- Mein Beruf: Pflegen 2019
- Ethische Konfliktlösungsvorschläge aus der Praxis für die Praxis

Pro familia

- Sexualität und Demenz – Broschüre für Angehörige und Pflegekräfte
- Sexualität und geistige Behinderung
- Sexualität und körperliche Behinderung

AWO-Bundesverband

Queer im Alter, Materialien für die Praxis – Praxishandbuch zur Öffnung der Altenhilfe-Einrichtungen für LSBTIQ

MD Medizinischer Dienst

- Die Selbständigkeit als Maß der Pflegebedürftigkeit
- Grundsatzstellungnahme Menschen mit Demenz – Begleitung, Pflege, Therapie

Literatur

Ahmann M et al. (2016): Praxisratgeber: Das Strukturmodell für die Pflegedokumentation. Schlütersche, Hannover.

Bartholomeycik S, Halek M (2006): Verstehen und Handeln. Wittener Schriften. Schlütersche, Hannover.

Bauer J (2013): Arbeit – Warum unser Glück von ihr abhängt und wie sie uns krank macht. Blessing, München.

Bienstein C, Fröhlich A (2021): Basale Stimulation in der Pflege. Hogrefe, Göttingen.

Böhm E (2012): Verwirrt nicht die Verwirrten. Neue Ansätze geriatrischer Krankenpflege. Psychiatrie-Verlag, Köln.

Böhm E (2018): Psychobiographisches Pflegemodell nach Böhm. Zwei Bände. Facultas/Maudrich, Wien

Bopp-Kistler I (2016) demenz – Fakten Geschichten Perspektiven. Zürich: Rüffer &Rup

Bopp-KistlerI et al. (2014): Da und doch so fern: Vom liebevollen Umgang mit Demenzkranken. Rüffer & Rup, Zürich.

Bowlby J (2021): Bindung als sichere Basis. Grundlagen/Anwendung. München: Reinhardt

Brandenburg H, Adam-Paffrath, R. (2012): Pflegeoasen in Deutschland. Forschungs- und handlungsrelevanten Perspektiven zu einem Wohn- und Pflegekonzept für Menschen mit schwerer Demenz. Schlütersche, Hannover.

Bundesministerium für Gesundheit, Bartholomeycik, S. et al. (2006): Rahmenempfehlungen zum Umgang mit herausfordernden Verhalten bei Menschen mit Demenz in der stationären Altenhilfe. Witten.

Darchinger JH (2009): Wirtschaftswunder-Deutschland 1952–1967. Köln: Evergreen GmbH

Deutsches Netzwerk für Qualitätssicherung in der Pflege (2020): Expertenstandard Schmerzmanagement in der Pflege. Osnabrück.

Eglin A et al. (2009): Tragendes entdecken – Spiritualität im Alltag von Menschen mit Demenz. Theologischer Verlag, Zürich.

Falk J (2015): Basiswissen Demenz. Lern- und Arbeitsbuch für berufliche Kompetenz und Versorgungsqualität. Beltz/Juventa, Weinheim.

Feil N, de Klerk-Rubin N (2020): Validation in Anwendung und Beispielen. Reinhardt, München.

Fengler J (2012): Helfen macht müde. Pfeiffer, München:.

Fercher P, Sramek G (2013): Brücken in die Welt der Demenz. München: Reinhardt

Folstein M (1975). Mini-Mental-State. http://de.wikipedia.org/wiki/Mini-Mental-Status-Test

Förstl H (2011): Demenzen in Theorie und Praxis. Springer, Berlin.

Förstl H (Hrsg.) (2003): Lehrbuch Gerontopsychiatrie und -psychotherapie. Thieme, Stuttgart.

Freudenberger H, Richelson G, Germann L (1982): Ausgebrannt. Die Krise der Erfolgreichen – Gefahren erkennen und vermeiden. Kindler, Berlin.

Freudenberger H (2012): Burn-out bei Frauen. Über das Gefühl des Ausgebranntseins. Fischer, Frankfurt.

Fröse S (2022): Was Sie über Pflegeberatung wissen sollten. Schlütersche, Hannover.

Geiger A (2011): Der alte König in seinem Exil. Hanser, München.

Graber-Dünow M (2003): Milieutherapie in der stationären Altenhilfe. Schlütersche, Hannover.

Grond E (2011): Sexualität im Alter. Schlütersche, Hannover.

Gronemeyer R. et al. (2017): Die fremde Seele ist ein dunkler Wald – Über den Umgang mit Demenz in Familien mit Migrationshintergrund. Psychosozial Verlag, Gießen.

Grün A (2012): Kraftvolle Visionen gegen Burnout und Blockaden. Kreuz, Freiburg.

Gusset-Bährer S (2013): Demenz bei geistiger Behinderung. Reinhardt, München.

Gutzmann H: Demenzerkrankungen. Vortrag vor der Deutschen Gesellschaft für Gerontopsychiatrie und- psychotherapie, Berlin.

Hametner I (2004): So organisieren Sie die Ausbildung in der Altenpflege. Schlütersche, Hannover.

Hametner I (2019): 100 Fragen zu Palliative Care. Schlütersche, Hannover.

Hametner I (2020): Demenz, Delir, Depression – Symptome erkennen – schnell und individuell handeln. Schlütersche, Hannover.

Haubold T, Wolf B (2009): Daran erinnere ich mich gern! Ein Bilderbuch für die Biografiearbeit. Schlütersche, Hannover.

Haus im Park (Hrsg.) (2010): Demenz braucht Kompetenz und vieles mehr. Verlag für neue Wissenschaft GmbH, Bremerhaven.

Hecker T et al. (2016): Praxisratgeber: die strukturierte Informationssammlung (SIS®): richtig fragen – kompetent dokumentieren. Schlütersche, Hannover.

Heim E (1985): Praxis der Milieutherapie. Springer, Berlin.

Hildebrandt P (2012): Individuelles Zutrauen und Selbsteinschätzung von Patienten mit Demenz. Heinrich-Heine-Universität, Dissertation, Düsseldorf.

Holle D et al. (2017): Skala zur Erfassung von herausforderndem Verhalten älterer Menschen in Pflegeeinrichtungen. dzne, Witten

Höwler E (2020): Gerontopsychiatrische Pflege. Lehr- und Arbeitsbuch. Schlütersche, Hannover.

Hummel K (2009): Gute Nacht, Liebster. Ein berührender Bericht über Liebe und Vergessen. Lübbe, Bergisch Gladbach.

Inauen F (2016): Demenz – Eins nach dem anderen. Texte und Zeichnungen eines Menschen mit Demenz. Hogrefe, Bern.

Jantzen W (2007): Allgemeine Behindertenpädagogik. Lehmanns Media, Berlin.

Jones M (1976): Prinzipien der therapeutischen Gemeinschaft. Soziales Lernen und Sozialpsychiatrie. Huber, Bern.

Kitwood T (2016): Demenz. Der person-zentrierte Ansatz im Umgang mit verwirrten Menschen. Huber, Bern.

Klie T, Gaymann P (2015): Demensch. Texte und Zeichnungen. Medhochzwei, Heidelberg.

Knipping C (2008). Lehrbuch Palliative Care. Huber, Bern.

Kooij C. van der (2007). Ein Lächeln im Vorübergehen. Erlebnisorientierte Altenpflege mithilfe der Mäeutik. Huber, Bern.

Kojer M (2006). Palliative Praxis. Handbuch für Moderatoren. Robert Bosch Stiftung, Stuttgart.

Koslowski G (2021). Sexuelle Übergriffe und Gewalt im Pflegealltag. Schlütersche, Hannover.

Kuratorium Deutsche Altershilfe (2001): Qualitätshandbuch Leben mit Demenz. Köln.

Kuratorium Deutsche Altershilfe (2004): PRO ALTER 4/04. Köln.

Keil A (2011). Auf brüchigem Boden Land gewinnen. Biografische Antworten auf Kranksein und Krisen. Kösel, München.

Lind S (2007): Demenzkranke pflegen. Grundlagen, Strategien und Konzepte. Huber, Bern.

Lind S (2005): Tagesstrukturierung für Demenzkranke. In: Die Schwester/ Der Pfleger 12/05. Bibliomed, Melsungen.

Löser A (2018): Pflegeberichte endlich professionell schreiben. Schlütersche, Hannover.

Mace N, Rabins P (2012). Der 36-Stunden-Tag. Die Pflege des verwirrten älteren Menschen, speziell des Alzheimer-Kranken. Huber, Bern.

Maslach C, Leiter M (2001): Die Wahrheit über Burnout. Stress am Arbeitsplatz und was Sie dagegen tun können. Springer: Wien.

MDS e. V. (2014): Grundlagen der MDK-Qualitätsprüfungen in der stationären und ambulanten Pflege. Essen.

MDS e. V. (2020): 4. Pflegequalitätsbegriff des MDS nach §114a Abs. 6 SBB XI – Qualität in der ambulanten und stationären Pflege. Essen.

MDS e. V. (2021): Richtlinien des GKV-Spitzenverbandes zur Feststellung der Pflegebedürftigkeit sowie zur pflegefachlichen Konkretisierung der Inhalte des Begutachtungsinstrumentes nach dem Elften Buch des Sozialgesetzbuches vom 15.4.2016, geändert durch Beschluss vom 22.03.2021

MDS e. V. (2021): Richtlinien des GKV-Spitzenverbandes zur Feststellung der Pflegebedürftigkeit. Essen.

MDS e. V. (2017): Die Selbständigkeit als Maß der Pflegebedürftigkeit – Das neue Begutachtungsinstrument der Sozialen Pflegeversicherung. Essen.

Meckel M (2010): Brief an mein Leben. Erfahrungen mit einem Burnout. Rowohlt, Hamburg.

Ohlmann T (2017): Demenzkrank – welche Rechte bleiben. Schlütersche, Hannover.

Peplau H (2009): Zwischenmenschliche Beziehungen in der Pflege. Huber, Bern.

Perrar K et al. (2021): Gerontopsychiatrie für die Pflege. Thieme, Stuttgart.

Pietscher M (2012): Leiden schafft Pflege. Sr. Liliane Juchli, ein Leben für die Würde des Menschen. DVD. Schlütersche, Hannover.

Powell J (2005): Hilfen zur Kommunikation bei Demenz. Köln.

Reisberg B (1991) in: Ihl, R. & Fröhlich, L. (1991). Die Reisberg Skalen. Beltz, Weinheim.

Richard N (2004): Die Integrative Validation. Prodos, Brake.

Roper N (1997): Pflegeprinzipien im Pflegeprozess. Huber, Bern.

Rothe V et al. (2017): Im Leben bleiben – unterwegs zu Demenzfreundlichen Kommunen. transcript Verlag, Bielefeld.

Deutsche Gesellschaft für Psychiatrie, Psychotherapie und Nervenheilkunde (DGPPN), Deutsche Gesellschaft für Neurologie (DGN) in Zusammenarbeit mit der Deutschen Alzheimer Gesellschaft e. V. – Selbsthilfe Demenz (2016): S3-Leitlinie Demenzen

Sander K (2005): Biografiearbeit Heft 21. Prodos, Brake.

Satir V (2003): Familienbehandlung. Kommunikation und Beziehung in Theorie, Erleben und Therapie. Lambertus, Freiburg.

Schmieder M (2007): »Pflegeoasen«. Vortrag auf der Wandsbeker Pflegekonferenz am 20. 03. 2007

Schmidt ER (2004). Beraten mit Kontakt. Gabal, Frankfurt.

Schmidt ER (2003): »Leitbilder weiblicher Führung«. Seminar im Antoniushaus Mattli (CH)

Schmidt ER (2006): »Frauen als Veränderungsmanagerinnen«. Seminar im Antoniushaus Mattli (CH)

Schmieder M (2015): Dement, aber nicht bescheuert. Ullstein, Berlin.

Schnell M (2012): Warten bis zum nächsten Mittagessen. pflegen: Demenz 3/2012. Friedrich, Seelze.

Schulz von Thun F (2003). Miteinander reden. Band 1–3. Rowohlt, Hamburg.

Schwerdt R (1998). Eine Ethik für die Altenpflege. Huber, Bern.

Seifert L, Tracy B (2002): Work-Life-Balance. Gabal, Frankfurt.

Sieveking D (2012): Vergiss mein nicht. Herder, Freiburg.

Sonntag J (2016): Demenz und Atmosphäre. Frankfurt: Mabuse

Doenges ME et al. (2019): Pflegediagnosen und Pflegemaßnahmen. Huber, Bern.

Stuhlmann W (2011): Demenz braucht Bindung: Wie man Biographiearbeit in der Altenpflege einsetzt. Reinhardt, München.

Vight-Klußmann R van der (2014): (Kein)Sex im Altenheim? Schlütersche, Hannover.

von Fellenberg-Bitzi T (2013): Liliane Juchli. Ein Leben für die Pflege. Thieme, Stuttgart.

von Sydow K (1994): Die Lust auf Liebe bei älteren Menschen. Reinhardt, München.

Wagner P (2014): »Der Mensch braucht Lob«. Ein Gespräch mit der Schweizer Ordensschwester Liliane Juchli über ihren Longseller zur Krankenpflege und eigene schmerzliche Erfahrungen. DIE ZEIT Nr. 2 vom 2. Januar 2014.

Werner S (2017): in Heilberufe – Das Pflegemagazin: Schmerzen erkennen bei Menschen mit Demenz. 11/2017, Springer Medizin Verlag, Berlin.

Zimmermann C, Wißmannn P (2011): Auf dem Weg mit Alzheimer. Wie sich mit einer Demenz leben lässt. Mabuse, Frankfurt.

Register